U品生活
U product life

吃对食物，
轻松调理慢性病

柴瑞震◎ 主编

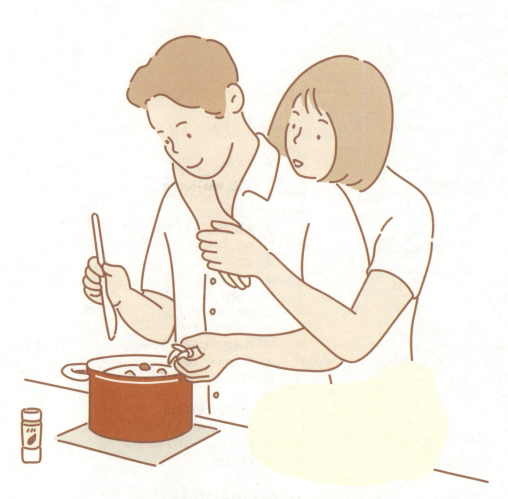

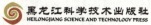

黑龙江科学技术出版社
HEILONGJIANG SCIENCE AND TECHNOLOGY PRESS

图书在版编目（CIP）数据

吃对食物，轻松调理慢性病 / 柴瑞震主编 . -- 哈尔滨：黑龙江科学技术出版社，2020.8（2024.1 重印）
ISBN 978-7-5719-0332-9

Ⅰ . ①吃… Ⅱ . ①柴… Ⅲ . ①慢性病 - 食物疗法
Ⅳ . ① R442.9

中国版本图书馆 CIP 数据核字 (2019) 第 278651 号

吃对食物，轻松调理慢性病
CHI DUI SHIWU,
QINGSONG TIAOLI MANXINGBING

主　　编	柴瑞震
策划编辑	深圳·弘艺文化 HONGYI CULTURE
封面设计	
责任编辑	马远洋
出　　版	黑龙江科学技术出版社
地　　址	哈尔滨市南岗区公安街 70-2 号
邮　　编	150007
电　　话	（0451）53642106
传　　真	（0451）53642143
网　　址	www.lkcbs.cn
发　　行	全国新华书店
印　　刷	天津旭丰源印刷有限公司
开　　本	710mm×1000mm　1/16
印　　张	13
字　　数	200 千字
版　　次	2020 年 8 月第 1 版
印　　次	2024 年 1 月第 3 次印刷
书　　号	ISBN 978-7-5719-0332-9
定　　价	49.80 元

目 录
CONTENTS

PART 01 心脑血管慢性疾病

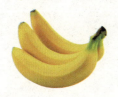
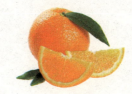
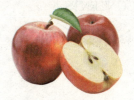

PART 02 消化系统慢性病

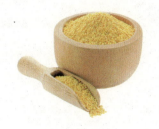
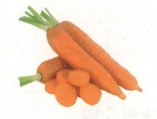
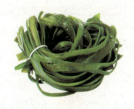

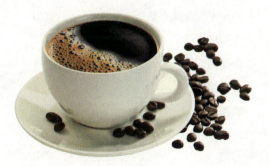

PART 03 呼吸系统慢性病

PART 04 神经及精神科慢性疾病

PART 05 内分泌代谢慢性疾病

PART 06 五官、皮肤科慢性疾病

PART 07 泌尿生殖系统慢性疾病

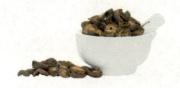
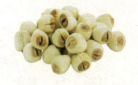
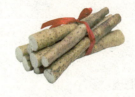

PART 08 骨科慢性疾病

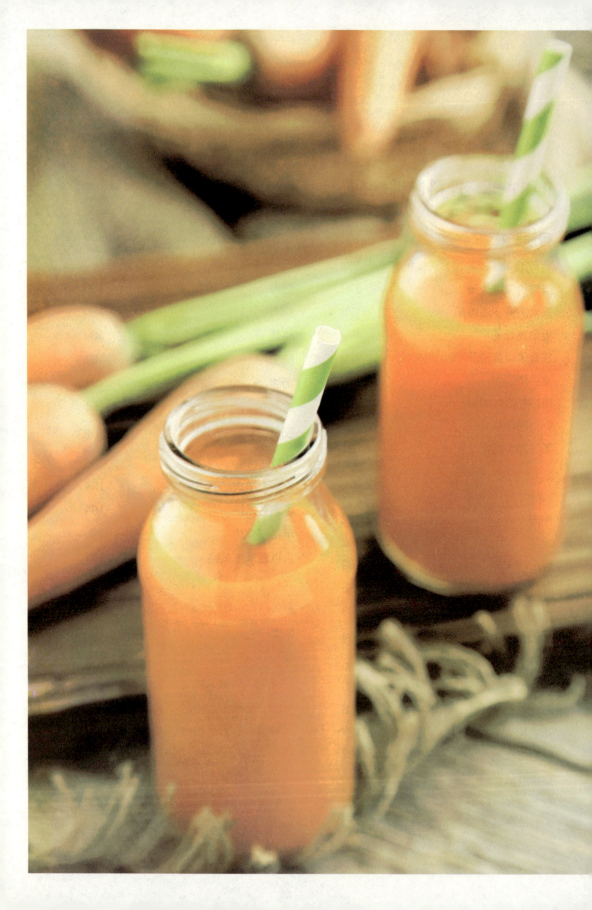

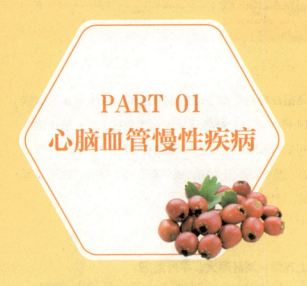

PART 01
心脑血管慢性疾病

　　心脑血管疾病是心脏血管和脑血管疾病的统称，是一种严重威胁人类健康的常见病。心脑血管疾病已成为人类死亡的头号杀手，心脑血管疾病居各种死因之首。心脑血管疾病具有发病率高、致残率高、死亡率高、复发率高、并发症多的特点。防治心脑血管疾病要保持良好的心态，养成良好的生活习惯，并且进行适当的运动。除此以外，饮食疗法也是防治心脑血管疾病的重要内容。

　　本章选取了高血压、贫血、冠心病、高脂血症等4种心脑血管系统的常见慢性病，详细地介绍了每种病症的定义、中医分型、饮食注意、生活保健等方面的知识，并且根据中医分型，针对每种病症，推荐了多个对症食疗功效的药材和食材；针对不同病症，我们还列举了常见的不宜吃的食物，并且详细地解释了忌吃的原因。

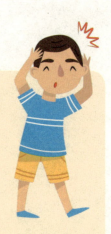

高血压

GAO XUE YA

高血压是指在静息状态下动脉收缩压和舒张压增高的病症（收缩压≥140毫米汞柱，舒张压≥90毫米汞柱），一般正常血压小于140/90毫米汞柱。高血压早期症状为头晕、头痛、心悸、烦躁、失眠等。严重者不但头痛，还伴有恶心、呕吐、眩晕、耳鸣、心悸气短、肢体麻木等症。

中医分型

①**肝阳上亢型：清肝泻火、平肝潜阳。**

症状：头目胀痛、面红目赤、急躁易怒、失眠多梦，或伴胸胁胀痛、口苦咽干、大便秘结、小便黄赤、舌红少津、舌苔干黄等。

宜：菊花、钩藤、黄芩、决明子、莲心、牡蛎、兔肉、绿豆、苦瓜、冬瓜、芹菜、西瓜、火龙果等。

忌：辛辣刺激性食物、燥热性食物。

②**肝肾阴虚型：滋阴潜阳、滋补肝肾。**

症状：眩晕耳鸣、两目干涩、四肢酸软、失眠多梦、骨蒸劳热、手足心热、夜尿频多、两颧潮红、口干咽燥、舌质红、舌苔少或无苔等。

宜：女贞子、熟地、枸杞、黄精、何首乌、黑芝麻、甲鱼、海带、桑葚、黑木耳、金针菇、豆腐等。

忌：辛辣刺激性食物、燥热伤阴食物。

③**痰湿逆阻型：化湿祛痰、健脾和胃。**

症状：头晕目眩、头重如裹（像被湿布裹住的感觉）、四肢麻木沉重、胸闷恶心、不思饮食、困倦嗜睡、唾液黏腻、舌色淡、苔白腻、脉滑。

宜：天麻、半夏、白术、茯苓、泽泻、厚朴、薏米、鲫鱼、香菇、木耳、白扁豆、白萝卜、鳝鱼、杏仁等。

忌：冰冻食物、肥腻食物。

④瘀血阻滞型：凉血止血、活血化瘀。

症状：头痛眩晕，有时头痛如针刺状，或伴胸胁疼痛，烦躁易怒，兼有健忘、失眠、心悸、精神不振、耳鸣耳聋等，面色晦暗呈紫色，舌色紫暗有瘀点，脉象弦涩。

（宜）：丹参、三七、红花、桃仁、川芎、山楂、猪血、佛手瓜、甲鱼等。

（忌）：辛辣刺激性食物、燥热性食物。

⑤气血亏虚型：补气养血、调养心脾。

症状：面色苍白或萎黄、精神倦怠、神疲乏力、少气懒言、心悸气短、失眠多梦、饮食减少头晕，平时易感冒、汗出较多特别是活动后更厉害、舌色淡、舌苔薄白、脉象较弱。

（宜）：黄芪、红枣、当归、党参、白术、乌鸡、黄豆、鲫鱼、香菇、兔肉、牛肉、鸽肉、葡萄等。

（忌）：寒凉生冷性食物、食刺激性食物。

饮食注意

√多食蔬菜、水果、鱼类等食物，保证充足的营养，少食肉类等高脂肪、高胆固醇食物。

√白天多喝水，晚餐少吃，宜吃易消化食物，还应配些汤类食物。

√宜适量饮茶，可平衡血压，软化血管，降血脂，扩张冠状动脉。

生活保健

√养成睡午觉的好习惯，时间不宜过长，1~2小时即可。

√睡前用热水泡脚，可以促进血液循环，预防动脉硬化、脑缺血等并发症。

√宜逐渐降压，对无并发症的患者，要求使血压降至 140/90毫米汞柱左右。过度降压可使脑、心、肾供血不足导致进一步缺血，轻者头晕，重者导致缺血性中风和心肌梗死 。

√保持大便通畅，一日一次，排便时勿屏气用力，以免血压升高引发猝死。

×老年人在洗热水浴时水温不能过高，时间也不能过长，以免发生虚脱。

×防止情绪激动，要保持心情舒畅。

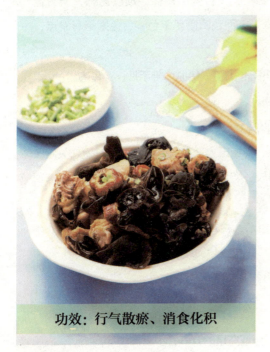

功效：行气散瘀、消食化积

山楂木耳蒸鸡

🍲 材料

鸡块200克，水发木耳50克，山楂10克，葱花4克，生抽3毫升，生粉3克，盐、白糖各2克，食用油适量

🍜 做法

1. 取一碗，放入鸡块，加入生抽、盐、白糖、生粉、食用油、葱花拌匀，倒入木耳、山楂拌匀，将拌好的食材装入盘中，腌渍15分钟待用。
2. 取蒸锅，注入清水，放上蒸笼，放入拌好的食材，盖上盖，蒸20分钟。
3. 取出蒸好的鸡即可。

凉拌嫩芹菜

🍲 材料

芹菜80克，胡萝卜30克，蒜末、葱花各少许，盐3克，鸡粉少许，芝麻油5毫升，食用油适量

🍜 做法

1. 把芹菜切小段，把胡萝卜切成细丝。
2. 锅中注水烧开，放入食用油、盐，再下入胡萝卜丝、芹菜段煮至断生，捞出沥干水分，放入碗中，加盐、鸡粉、蒜末、葱花，再淋入芝麻油，搅拌1分钟至食材入味。
3. 将拌好的食材装在碗中即可。

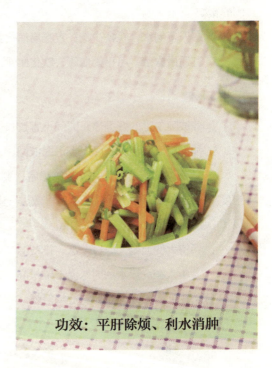

功效：平肝除烦、利水消肿

莴笋炒百合

🍅 材料

莴笋150克，洋葱80克，百合60克，盐3克，鸡粉、水淀粉、食用油各适量

🍲 做法

1. 将洋葱切成小块，将莴笋切成片。
2. 锅中注水烧开，加盐、食用油，倒入莴笋片略煮，放入百合，再煮约半分钟至食材断生后捞出，沥水待用。
3. 用油起锅，放入洋葱块炒出香味，再倒入焯过水的莴笋片和百合炒匀，加入盐、鸡粉调味，倒入水淀粉勾芡，翻炒至食材熟软，入味即成。

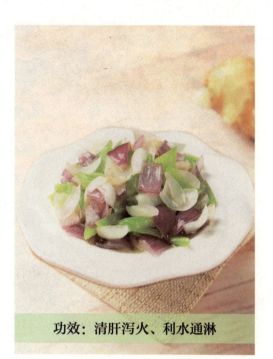

功效：清肝泻火、利水通淋

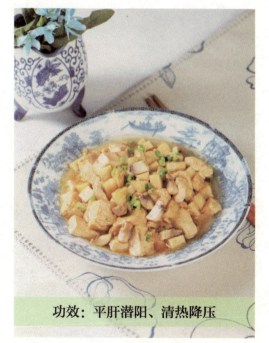

功效：平肝潜阳、清热降压

蘑菇竹笋豆腐

🍅 材料

豆腐400克，竹笋50克，口蘑60克，葱花少许，盐少许，水淀粉4毫升，鸡粉2克，生抽、老抽、食用油各适量

🍲 做法

1. 将洗净的豆腐切块，将洗好的口蘑切丁，去皮洗净的竹笋切丁。
2. 将口蘑、竹笋、豆腐焯水后捞出。
3. 锅中倒入食用油，放入焯过水的食材翻炒匀，加入清水、盐、鸡粉、生抽、老抽翻炒均匀，放入水淀粉炒匀，盛出装盘，撒上葱花即可。

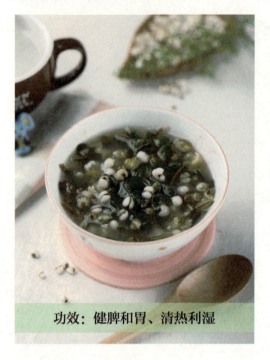

功效：健脾和胃、清热利湿

马齿苋薏米绿豆汤

🥟 材料

马齿苋40克，水发绿豆75克，水发薏米50克，冰糖35克

🍲 做法

1. 将洗净的马齿苋切段，备用。
2. 砂锅中注入适量清水烧热，倒入备好的薏米、绿豆拌匀，盖上盖，烧开后用小火煮约30分钟。
3. 揭盖，倒入马齿苋，拌匀，盖上盖，用中火煮约5分钟，倒入冰糖拌匀即成。

苦瓜黄豆排骨汤

🥟 材料

苦瓜200克，排骨300克，水发黄豆120克，姜片5克，盐、鸡粉各2克，料酒20毫升

🍲 做法

1. 将洗好的苦瓜去子，切段；将排骨氽水后捞出待用。
2. 砂锅注水，放入黄豆煮沸，倒入排骨、姜片，淋入料酒搅匀，盖上盖，用小火煮40分钟，放入苦瓜，用小火煮15分钟，加盐、鸡粉再煮1分钟，至全部食材入味即成。

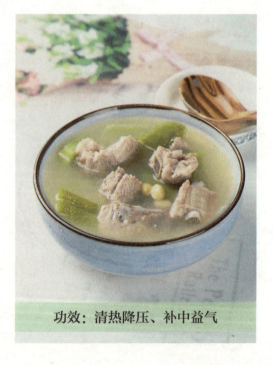

功效：清热降压、补中益气

菊花普洱山楂饮

材料

山楂20克，普洱茶叶8克，菊花6克

做法

1. 将洗净的山楂去除头尾，对半切开，去除果核，再把果肉切小块，备用。
2. 砂锅中注入适量清水烧开，倒入切好的山楂，放入洗净的普洱茶叶、菊花，搅拌匀，盖上盖，煮沸后用小火煮约5分钟，至茶水散出香味。
3. 揭盖，搅拌匀，关火后盛出煮好的茶水，装入杯中，趁热饮用即可。

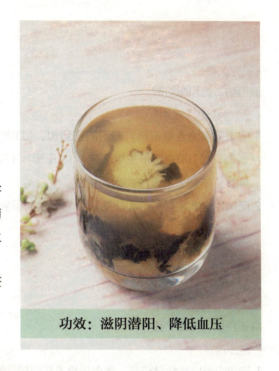

功效：滋阴潜阳、降低血压

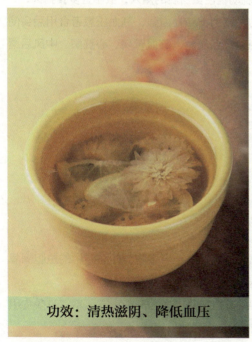

功效：清热滋阴、降低血压

蜂蜜柠檬菊花茶

材料

柠檬70克，菊花8克，蜂蜜12克

做法

1. 将洗净的柠檬切成片，备用。
2. 砂锅中注入适量清水，用大火烧开，倒入洗净的菊花，撒上柠檬片，搅拌匀，煮沸后用小火煮约4分钟，至食材析出营养物质。
3. 揭盖，轻轻搅拌一会儿，关火后盛出煮好的茶水，装入碗中，待温淋入蜂蜜即成。

肥肉 　慎食原因

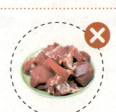

- 忌吃关键词

高脂肪、饱和脂肪酸

- 忌吃的原因

1. 肥肉的脂肪含量很高，一般的肥猪肉，每100克中含有脂肪88.6克，其产生的热量也很高，每100克可产生807千卡（1千卡≈4.186千焦），不利于控制体重，容易诱发肥胖，不利于高血压病情的控制。

2. 肥肉中含有大量的饱和脂肪酸，它可以与胆固醇结合沉淀于血管壁，诱发动脉粥样硬化等心脑血管并发症。

狗肉 　慎食原因

- 忌吃关键词

高蛋白质、性温、高嘌呤

- 忌吃的原因

1. 狗肉中蛋白质含量较高，高血压患者应限制动物性蛋白质的摄入，故不宜多食狗肉。

2. 狗肉性温，味咸，归胃、肾经。中医认为，狗肉、滋补力强，高血压患者食用后会使血压升高，甚至导致脑血管破裂，所以患有高血压病、脑血管病、心脏病、中风后遗症的患者均不宜食用狗肉。

榴莲 　慎食原因

- 忌吃关键词

高热量、高脂肪、性热

- 忌吃的原因

1. 榴莲热量较高，高血压患者不宜大量食用。

2. 榴莲属于高脂水果，含有大量的饱和脂肪酸，高血压患者多吃会使血液中的总胆固醇含量升高，导致血管栓塞、血压升高，甚至可导致冠心病、中风。

3. 榴莲性热。中医认为，榴莲性热而滞，初期高血压患者多为肝阳上亢，不宜过多食用榴莲，否则可引发和加重头目胀痛、口苦咽干、大便秘结等症状。

白酒 慎食原因

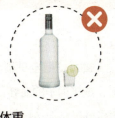

• 忌吃关键词
高热量

• 忌吃的原因
1.白酒的热量较高，多饮容易引起肥胖，不利于高血压患者控制体重。
2.白酒中的酒精成分会影响肝脏内的内源性胆固醇的合成，使血浆中的胆固醇以及三酰甘油的浓度升高，容易造成动脉硬化。
3.白酒引起的胆固醇和三酰甘油水平升高还可以导致心肌脂肪的沉积，使心脏扩大，从而引起高血压和冠心病。

巧克力 慎食原因

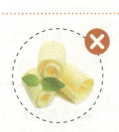

• 忌吃关键词
高糖、高油、高热量

• 忌吃的原因
巧克力高糖、高油、高热量，是典型的增肥食物，医学界将肥胖确认为高血压发病的重要原因之一。虽然并非所有肥胖者都有高血压，但总体上来说，体重越重，平均血压也越高，而且肥胖也和高血压一样，是引发心脑血管病的一个危险因素。所以，控制体重已经成为高血压患者降低血压的一个重要途径。所以，高血压患者不宜食用巧克力。

牛油 慎食原因

• 忌吃关键词
高脂肪、高胆固醇、饱和脂肪酸

• 忌吃的原因
1.牛油中含有大量的脂肪，每100克牛油中含脂肪92克，且其热量极高，每100克牛油可产生835千卡热量，高血压患者过多食用容易引发肥胖，不利于控制体重。
2.牛油中含有大量的胆固醇和饱和脂肪酸，二者可结合沉积在血管内壁，形成脂斑，引发冠心病。

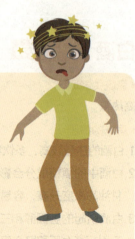

贫血

PIN XUE

贫血是指全身循环血液中红细胞总量减少至正常值以下，成年男子的血红蛋白如低于12.5g/dl，成年女子的血红蛋白低于11.0g/dl，可以认为有贫血症状。

贫血在中医学中属"血虚"的范畴，多由于失血过多、饮食失衡以及慢性消耗（如慢性消耗性疾病）等因素引起。由于心主血，肝藏血，所以中医临床上血虚主要与心、肝二脏联系密切。

中医分型

①心血虚型：养血宁心。

症状：心悸怔忡，健忘，失眠多梦，面色淡白无华，唇甲色淡，肌肤枯槁无光泽，舌色淡、苔少，脉细。

宜：人参、当归、酸枣仁、茯苓、猪心、红枣、桂圆肉、葡萄、荔枝、木耳等。

忌：生冷食物、燥热性食物。

②肝血虚型：补血养肝。

症状：头晕目眩，胁肋疼痛，肢体麻木，筋脉拘急，妇女月经不调甚至闭经，面色无华，指甲苍白，两目干涩，舌质淡、苔少，脉细。

宜：熟地、当归、阿胶、白芍、川芎、猪肝、鸡肝、菠菜、黑米等。

忌：寒凉生冷食物、燥热性食物。

③气血两虚型：益气补血。

症状：神疲乏力，面色苍白，唇甲色淡，少气懒言，心悸失眠，头晕目眩，食欲不振，大便溏薄，舌质淡、苔薄白，脉细弱。

宜：人参、党参、黄芪、当归、熟地、猪肚、乌鸡、土鸡、鸽肉、甲鱼、红枣、桂圆肉、红腰豆等。

忌：寒凉生冷食物、辛辣刺激性食物。

饮食注意

√ 食物多样，主食以谷类为主。保证足够的营养，特别是铁元素及蛋白质的摄入量要足够，多吃富含铁元素的食物，如动物肝脏、红枣、豆制品、绿叶蔬菜等。

√ 多食蔬菜水果，因为蔬菜水果中富含维生素C、柠檬酸及果酸，这类有机酸可与铁形成络合物，从而提高铁在肠道内的溶解度，有利于铁的吸收。

√ 婴幼儿期贫血有一部分是由于缺乏造血必要的物质引起，主要类型为缺铁性贫血。因此要多给婴幼儿喂食富含铁元素的食物，如动物的心、肝、肾以及牛肉、鸡蛋黄、菠菜、豆制品、黑木耳、红枣等，并纠正偏食习惯。

√ 青春期少女营养性贫血的发病率是10%~20%，饮食上需要多摄入含铁和蛋白的食物，肉类含铁量高，也比较容易吸收，如动物肝脏、瘦肉等，其次就是多吃一些黑色的芝麻和木耳、菠菜，以及含铁量高的蛋类、豆类和红枣等。

√ 女性本来就很容易出现缺铁性贫血，由于在孕期各营养素的需要量增加，这种症状就会更容易出现。这个时候就要多注意选择含铁元素丰富的食物，如瘦肉、鱼类、动物血制品，以及大豆类等。多吃蔬菜水果，补充维生素C以促进铁的吸收。

√ 老年性贫血的发病率是17%~26%，老年人宜多食用富含高蛋白的饮食，可提供充足的制造红细胞和血红蛋白的原料，如动物肝肾、瘦肉、大豆制品、木耳、乳品等。

× 忌嗜饮咖啡与茶，因为茶叶中的鞣酸和咖啡中的多酚类物质可与铁元素结合，抑制铁质吸收，导致缺铁性贫血。

× 不要过分节制饮食，及时纠正偏食的习惯，要平衡膳食，严禁暴饮暴食。

× 忌食辛辣刺激、生冷、不易消化的食物。

生活保健

√ 积极参加体育锻炼，增强体质，增加食欲。

√ 积极治疗原发病，如慢性消化性疾病、出血性疾病等各种可引起贫血的病症。

√ 患者在口服铁剂治疗期间，因铁与大肠内硫化氢反应生成硫化铁，使大便颜色变为褐黑色（如柏油样大便），类似消化道出血，对此不必紧张，停用铁剂后即可恢复正常。

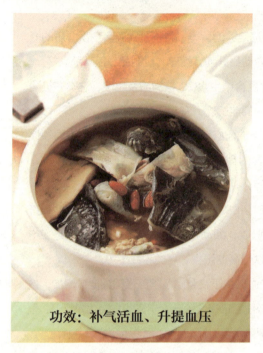

功效：补气活血、升提血压

阿胶山杞炖甲鱼

🍲 材料

甲鱼块800克，山药、枸杞各5克，阿胶3克，清鸡汤200毫升，姜片少许，盐、鸡粉各2克，料酒10毫升

🍽 做法

1. 将甲鱼块略煮后放入炖盅，注入鸡汤，放入姜片、山药、枸杞、清水。
2. 蒸锅中注水烧开，将阿胶放入炖盅，在炖盅里加清水，盖上盖，用大火炖90分钟；取出阿胶搅匀，在炖盅里加盐、鸡粉、料酒、阿胶，拌匀，盖上盖，续炖30分钟至熟，取出即可。

人参当归煲猪腰

🍲 材料

猪腰200克，人参5克，当归5克，姜片少许，料酒12毫升

🍽 做法

1. 将处理好的猪腰用平刀切开，除去白色筋膜，再切成小片，备用。
2. 砂锅中注入适量清水，用大火烧热，倒入备好的当归、人参、姜片、猪腰，淋入料酒，搅拌均匀，盖上锅盖，用中火煮20分钟至食材熟透。
3. 揭开锅盖，搅拌片刻，关火后将煮好的汤料盛出，装入碗中即可。

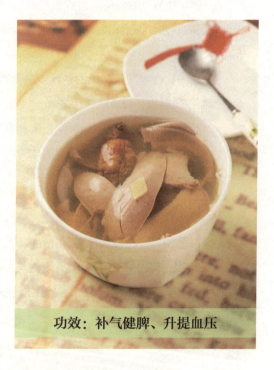

功效：补气健脾、升提血压

菠菜猪肝粥

🍲 材料

水发大米200克，猪肝40克，菠菜20克，彩椒20克，高汤800毫升，料酒3毫升，盐适量

🍲 做法

1. 将洗净的彩椒去籽切粒；将择洗好的菠菜去根切小段；将处理好的猪肝切成片，装入碗中，放入料酒、盐腌渍片刻。
2. 将高汤注入锅中，大火烧开，放入大米、彩椒、菠菜、猪肝，转小火煮2小时。
3. 揭开盖，加入盐，搅拌，盛出装入碗中即可。

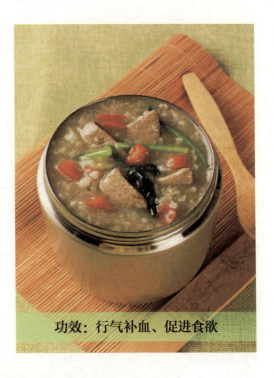

功效：行气补血、促进食欲

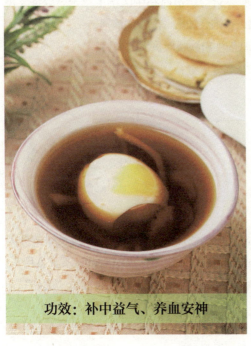

功效：补中益气、养血安神

党参黄芪蛋

🍲 材料

党参、黄芪各15克，熟鸡蛋2个，红糖20克

🍲 做法

1. 砂锅中注入适量清水，倒入备好的党参、黄芪，盖上盖，用小火煮15分钟至药材析出有效成分。
2. 揭开盖，放入熟鸡蛋，倒入红糖拌匀，盖上盖，续煮5分钟至红糖溶化，关火后把煮好的汤料盛出，装入碗中即可。

忌吃食物

馒头　慎食原因

• **忌吃关键词**

食用碱

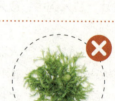

• **忌吃的原因**

　馒头是中国传统的面食之一，其主要原料是面粉，加水和糖等调匀后，再经发酵蒸熟而制得。它很容易被消化吸收，而且营养丰富，但是贫血患者不宜多食，这是因为馒头在制作过程中加入了食用碱，贫血患者过多地食用碱性食物，就会在体内形成碱性的环境，从而影响人体对铁质的吸收，并且，碱性食物也会中和胃酸，影响食物中铁的游离和转化。

海藻　慎食原因

• **忌吃关键词**

性寒、高铜

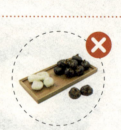

• **忌吃的原因**

1. 海藻性寒，味苦、咸，归肺、脾、肾、肝、胃经。贫血在中医学上属于"虚证"范畴，患贫血的人不宜食用生冷寒凉的食物，否则会加重"虚"的病情。

2. 海藻含有丰富的铜，铜能影响铁的吸收，从而加重缺铁性贫血的病情。

3. 关于海藻的食用禁忌，在《本草汇言》中早有记载："如脾虚胃弱，血气两亏者勿用之。"

马蹄　慎食原因

• **忌吃关键词**

荸荠英、性寒

• **忌吃的原因**

1. 马蹄中含有荸荠英，这是一种抗菌成分，对金黄色葡萄球菌、大肠杆菌及绿脓杆菌等均有一定的抑制作用，同时对血压也有一定的降低作用，故贫血患者不宜食用。

2. 中医认为，贫血属于"虚证"，应避免食用生冷寒凉的食物，否则会加重"虚证"，而马蹄性寒，故贫血患者不适宜食用。

白酒 慎食原因

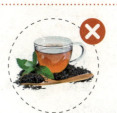

- **忌吃关键词**

酒精

- **忌吃的原因**

1.白酒中的乙醇浓度很高,它可以使神经系统高度兴奋,从而破坏神经系统的正常功能,不利于贫血患者的病情。

2.慢性酒精中毒,可导致胃溃疡、胃炎、多发性神经炎、心肌病变等,还可造成造血功能障碍,加重贫血的程度。

浓茶 慎食原因

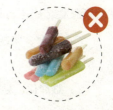

- **忌吃关键词**

鞣酸、咖啡因

- **忌吃的原因**

1.浓茶中含有大量的鞣酸,人若经常饮用,鞣酸会与铁形成一种不溶性的物质,从而阻碍机体对铁的吸收,加重缺铁性贫血的程度。

2.贫血患者保证良好的睡眠质量,有助于病情的恢复,但是浓茶中含有大量的咖啡因,咖啡因有兴奋神经中枢的作用,贫血患者经常饮用,会影响睡眠质量,久而久之,还有可能引发脑神经衰弱。

冰淇淋 慎食原因

- **忌吃关键词**

高脂肪、高糖、生冷食物

- **忌吃的原因**

1.冰淇淋的主要原料为牛奶、奶粉、奶油、食糖、水等,其富含糖和脂肪,而且消化吸收率高,但是贫血患者不宜食用,因为冰淇淋的温度很低,食用后会刺激内脏血管,使局部出现贫血,对贫血患者来说,食用冰淇淋更容易诱发胃肠炎、胆囊炎、肝炎等。

2.冰淇淋是典型的生冷食物,而中医认为,贫血患者应忌吃生冷性凉的食物,故贫血患者应忌食冰淇淋。

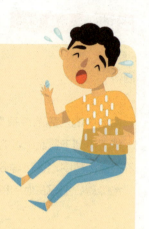

冠心病

GUAN XIN BING

冠心病是冠状动脉粥样硬化性心脏病的简称，发病症状以心绞痛及心肌梗死最为常见，以胸部压迫窒息感、闷胀感、疼痛剧烈如压榨样、烧灼样，甚则胸痛彻背、气短、喘息不能卧、昏厥等为主要症状。本病好发于有家族病史者，45岁以上男性，55岁以上或者绝经后的女性，以及患有血脂异常、高血压、糖尿病、肥胖、痛风、等病症者和吸烟、缺乏运动的人群。

中医分型

①**心血瘀阻型：活血化瘀、通脉止痛。**

症状：胸部刺痛，固定不移，夜间更甚，时而心悸不宁，舌质紫暗，有瘀斑，脉象弦涩。

宜：桂枝、桃仁、红花、丹参、三七、川芎、延胡索、木耳、洋葱、山楂、芹菜等。

忌：寒性生冷食物。

②**气滞心胸型：疏肝理气、活血通络。**

症状：心胸满闷，隐隐作痛，一阵阵发作，疼痛固定不移，时欲叹息，常因情绪因素诱发或加重，或兼有胸脘胀闷，嗳气后则舒，苔薄白，脉细弦。

宜：香附、柴胡、枳壳、白芍、陈皮、洋葱、柚子、山楂、白萝卜、黄花菜、猕猴桃等。

忌：难消化、易导致腹胀的食物。

③**痰浊闭阻型：豁痰宣痹、通阳泄浊。**

症状：胸闷疼痛，有窒息感，痛引肩背，喘促气短，肢体沉重，身体肥胖，痰多，苔浊腻或白滑，脉滑等。

宜：栝楼、半夏、薤白、茯苓、竹茹、石菖蒲、木耳、白萝卜、杏仁、无花果、香菇等。

(忌)：寒凉生冷食物、滋阴肥腻、会加重痰湿的食物。

④寒凝心脉型：辛温散寒、宣通心阳。

症状：胸痛牵掣背痛，喘息不能平卧，多因气候骤冷或骤感风寒而发病或加重，伴胸闷气短，心悸，面色苍白，舌苔薄白，脉沉紧或沉细。

(宜)：桂枝、肉桂、枳实、薤白、当归、细辛、白芍、猪心、洋葱、花椒、韭菜等。

(忌)：寒凉生冷食物。

⑤气阴两虚型：益气养阴、活血通脉。

症状：胸闷隐痛，间歇性发作，心悸气短，倦怠乏力，面色苍白，头晕目眩，劳累后加重，舌质偏红或有齿印，脉细弱无力或结代。

(宜)：玉竹、麦冬、人参、五味子、白术、枸杞、甲鱼、猪心、红枣、鸽肉、桑葚、银耳等。

(忌)：生冷食物、燥热伤阴食物。

饮食注意

√ 饮食宜清淡，易消化，多食蔬菜和水果，少食多餐，晚餐量宜少。

√ 多吃含有抗氧化物质的食物，如脱脂牛奶、豆类及豆制品、芝麻、山药等。

✕ 忌吃高胆固醇、高脂肪的食物，如螃蟹、肥肉、蛋黄等，否则可能诱发心绞痛、心肌梗死。

✕ 忌喝浓茶、咖啡，少食油腻、含糖量高、脂肪含量高的食物。

✕ 戒烟少酒，吸烟是造成心肌梗死、中风的重要因素，应戒烟，少量饮啤酒、黄酒、葡萄酒等，低度酒可促进血脉流通、气血调和，但不能喝烈性酒。

生活保健

√ 起居有常，早睡早起，避免熬夜，临睡前不看紧张、恐怖的小说和电视。

√ 做到劳逸结合，避免过重的体力劳动或突然用力，饱餐后不宜立即运动。

√ 坚持体育锻炼，如打太极拳、打乒乓球、做健身操，但要量力而行，适量的运动可使全身气血流通，减轻心脏负担。

✕ 忌暴怒、惊恐、过度思虑及过喜等极端情绪。

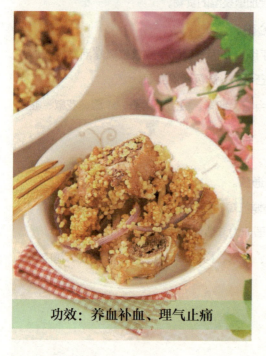

功效：养血补血、理气止痛

小米洋葱蒸排骨

🍲 材料

水发小米200克，排骨段300克，洋葱丝35克，姜丝少许，盐3克，白糖、老抽各少许，生抽3毫升，料酒6毫升

🍚 做法

1. 把洗净的排骨段装碗中，放入洋葱丝、姜丝、盐、白糖、料酒、生抽、老抽拌匀，倒入洗净的小米搅拌一会儿，装入蒸碗中，腌渍约20分钟。
2. 蒸锅上火烧开，放入蒸碗，盖上盖，用大火蒸约35分钟，至食材熟透。
3. 关火后揭盖，取出蒸好的菜肴即可。

红枣蒸百合

🍲 材料

鲜百合50克，红枣80克，冰糖20克

🍚 做法

1. 蒸锅注水烧开上汽，放入洗净的红枣蒸20分钟，取出。
2. 将备好的百合、冰糖摆放到红枣上，再次放入烧开的蒸锅蒸5分钟。
3. 揭开锅盖，取出即可。

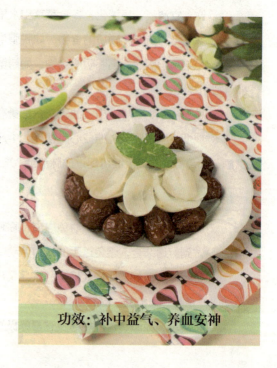

功效：补中益气、养血安神

人参三七炖土鸡

🥕 材料

土鸡块320克，人参、三七、红枣、姜片、枸杞各少许，盐2克，鸡粉2克，料酒6毫升

🍲 做法

1. 锅中注水烧开，倒入土鸡块，淋入料酒，氽去血水，捞出待用。
2. 砂锅中注水烧热，倒入人参、三七、红枣、姜片、土鸡块，淋入料酒，拌匀，烧开后用小火炖煮约45分钟。
3. 揭开盖，放入枸杞，加入盐、鸡粉拌匀调味，关火后盛出即可。

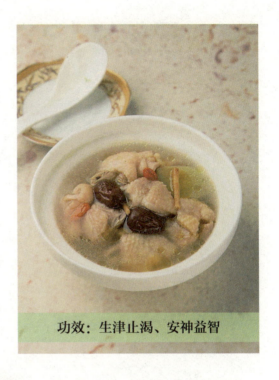

功效：生津止渴、安神益智

玉竹苦瓜排骨汤

🥕 材料

排骨段300克，苦瓜250克，玉竹20克，盐、鸡粉各2克，料酒6毫升

🍲 做法

1. 将洗净的苦瓜切开，再切成片；将排骨段氽水，捞出待用。
2. 锅中注水烧开，倒入排骨段、玉竹，淋入料酒，盖上盖，烧开后用小火炖煮约25分钟，倒入苦瓜片拌匀，用小火续煮10分钟至食材熟透。
3. 揭开盖，加入盐、鸡粉调味，续煮片刻至汤汁入味，关火后盛出即可。

功效：安神宁心、养阴生津

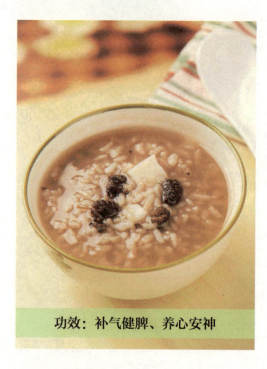

功效：补气健脾、养心安神

桑葚茯苓粥

🥣 材料

水发大米160克，茯苓40克，桑葚干少许，白糖适量

🍚 做法

1. 砂锅中注入适量清水烧热，倒入备好的茯苓、桑葚干。
2. 放入洗好的大米，盖上盖，大火烧开后改小火煮约50分钟，至米粒变软。
3. 揭盖，加入白糖搅拌匀，略煮至糖分溶化，关火后盛出即可。

红花桃仁南瓜粥

🥣 材料

大米100克，南瓜150克，红花、桃仁各10克，蒲黄5克

🍚 做法

1. 将红花、桃仁、大米、蒲黄洗净；南瓜去皮，切丁块。
2. 把红花、桃仁、蒲黄放入净锅中，加水煎煮30分钟，捞出药渣。
3. 锅中再加入大米和南瓜煮成粥即可。

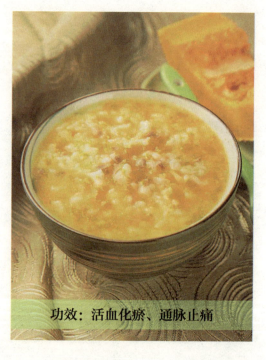

功效：活血化瘀、通脉止痛

丹参赤芍饮

🍵 材料

丹参、天麻、钩藤、何首乌各5克，赤芍
3克

☕ 做法

1. 将丹参、天麻、钩藤、赤芍、何首乌
   用消毒纱布包起来。
2. 把做好的药包浸入装有500毫升沸水的
   茶杯内。
3. 盖好茶杯，约10分钟后，取出茶包，
   即可饮用。

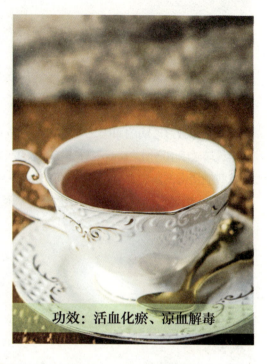

功效：活血化瘀、凉血解毒

红花桂枝茶

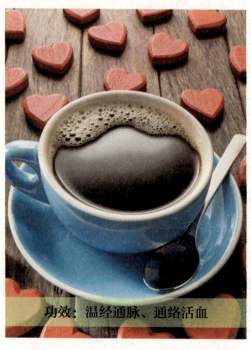

🍵 材料

红花9克，生卷柏10克，泽兰12克，当
归、桂枝各10克

☕ 做法

1. 将红花、生卷柏、泽兰、当归、桂枝
   共研成粗末。
2. 将药末置于热水瓶中，冲入沸水适量，
   闷泡20分钟后，代茶温饮，每日1剂。

功效：温经通脉、通络活血

肥肉　忌食原因

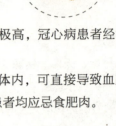

- **忌吃关键词**

高脂肪

- **忌吃的原因**

1. 肥胖是导致冠心病的原因之一。肥肉的热量及脂肪含量都极高，冠心病患者经常食用，可致体重增加，从而不利于冠心病的病情控制。

2. 有些肥猪肉的脂肪含量可高达90.8%，多余的脂肪堆积在体内，可直接导致血脂升高，从而引起动脉粥样硬化，所以冠心病及动脉粥样硬化患者均应忌食肥肉。

螃蟹　慎食原因

- **忌吃关键词**

高胆固醇、性寒

- **忌吃的原因**

1. 螃蟹的胆固醇含量很高，每100克的蟹肉中含有胆固醇142毫克，经常食用，大量的脂质堆积在体内，沉积在动脉内膜，容易导致动脉粥样硬化，从而加重冠心病的病情。

2. 蟹肉性寒，中医认为，寒凝心脉型的冠心病多由气候骤冷或骤感风寒而发病或加重，故不宜食用螃蟹等生冷、性寒的食物，否则会使病情加重，不利于病情的控制。

咖啡　慎食原因

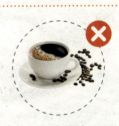

- **忌吃关键词**

咖啡因——中枢神经兴奋剂

- **忌吃的原因**

1. 咖啡中含有咖啡因，研究显示，1杯咖啡中含咖啡因100~150毫克，而长期每天喝2杯咖啡者，其冠心病的发病率比每天喝1杯以下者明显增高。

2. 咖啡中含有的咖啡因是一种中枢神经兴奋剂，它可以使人兴奋、失眠、心跳加快，还可能导致心律不齐，诱发冠心病的急性发作。此外，多饮咖啡还影响睡眠质量，对冠心病患者控制病情不利。

浓茶 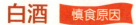 慎食原因

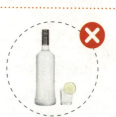

● **忌吃关键词**

咖啡因、鞣酸

● **忌吃的原因**

1. 浓茶是指使用过多茶叶泡出来的茶。淡茶有益于健康，而浓茶对健康不利，冠心病患者更不适合喝浓茶，这是因为浓茶中含有的咖啡因有兴奋神经中枢的作用，可使人兴奋、不安，还可能导致心跳加快和心律不齐，从而增加心脏负担，加重冠心病的病情。
2. 浓茶中的鞣酸可与食物中的蛋白质结合生成不易消化吸收的鞣酸蛋白，从而导致便秘，对冠心病的病情控制不利。

白酒 慎食原因

● **忌吃关键词**

酒精、刺激性

● **忌吃的原因**

1. 少量喝啤酒、黄酒、葡萄酒等度数较低的酒有助于促进血脉流通、气血调和，但是冠心病患者不宜喝高浓度烈酒。因为白酒具有强烈的刺激性，它可使心率加快，长期饮酒会使心脏扩大，导致心脏收缩功能减退，从而加重病情。
2. 研究显示，白酒能够促使β脂蛋白的产生，升高血液中的胆固醇和三酰甘油的浓度，大量的脂类物质沉积在动脉内膜，可导致动脉粥样硬化，从而加重冠心病的病情。

奶油 慎食原因

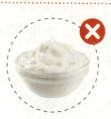

● **忌吃关键词**

高热量、高脂肪、反式脂肪酸

● **忌吃的原因**

1. 奶油的热量很高，每100克的热量为879千卡，其脂肪含量也极高，冠心病患者食用后，可使血脂升高，血液黏稠度增加，从而加重动脉粥样硬化的程度，影响病情。
2. 奶油中含有大量的反式脂肪酸，反式脂肪酸是一类羧酸化合物，它有增加血液黏稠度和凝聚力的作用，从而诱发冠心病或使冠心病病情加重。

高脂血症

GAO ZHI XUE ZHENG

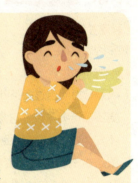

　　高脂血症是指血中总胆固醇和/或三酰甘油过高或高密度脂蛋白过低的一种全身性疾病，现代医学称之为血脂代谢紊乱。

　　一般高脂血症的症状多表现为头晕、神疲乏力、失眠健忘、肢体麻木、胸闷、心悸等，有的高血压患者无明显症状。较重时会出现头晕目眩、头痛乏力、胸闷胸痛、心慌气短、肢体麻木等症状，最终会导致冠心病、脑中风等严重疾病。

中医分型

①痰瘀阻络型：理气化痰、活血化瘀。

症状：患者平日嗜食肥甘厚味，形体肥胖，满面油光，伴有头昏胀痛，时吐涎痰，口中黏腻不爽，口干，不欲饮水，脘腹痞满，胸闷或闷痛，四肢沉重麻木，舌苔厚腻，舌色隐紫，或有瘀斑，脉象弦滑。

宜：山楂、半夏、天麻、苏子、白术、丹参、虎杖、姜黄、白果、白萝卜、杏仁、海蜇、薏米、魔芋、香菇、白菜等。

忌：肥腻性食物。

②脾虚湿盛型：补气健脾、利水化湿。

症状：素体肥胖虚弱、面色萎黄、神疲乏力、食欲不振、脘腹作胀、头重如裹、身体水肿、大便溏稀或泄泻、舌质胖大、舌色淡、舌苔白腻、脉象濡滑。

宜：泽泻、玉米须、山药、砂仁、白术、豆蔻仁、茯苓、白扁豆、薏米、莲子、冬瓜、鲫鱼、银鱼、竹笋等。

忌：寒凉生冷食物、厚腻性食物。

③肝肾亏虚型：滋补肝肾、养血补虚。

症状：面白无华、唇甲色淡、头晕耳鸣、眼干眼花、心悸失眠、多梦易惊、头晕昏痛；妇女可见月经不调、经少经闭、腰酸疲乏、五心烦热、舌红、脉细滑或细弦等。

宜：何首乌、枸杞、黄精、桑寄生、女贞子、乌鸡、甲鱼、黑芝麻、黑豆、葡萄、鸽肉、韭菜等。

忌：燥热、辛辣刺激性食物。

④气阴两虚型：滋阴益气。

症状：心悸气短、语声低微、精神不振、四肢乏力、头晕目眩、口干咽燥、失眠多梦、自汗盗汗、腰膝酸软、饮食减少、形体逐渐消瘦、舌质淡红、苔白而干、脉象微弱等。

宜：山药、灵芝、人参、麦冬、五味子、冬虫夏草、党参、猪肚、老鸭、甲鱼、牡蛎、蜂蜜、荔枝、粳米等。

⑤气滞血瘀型：活血化瘀。

症状：胸闷憋气、针刺样疼痛，头痛眩晕，烦躁易怒，女性伴有月经量少有血块等症，面色晦暗呈紫色，舌色紫暗有瘀点，脉象弦涩。

宜：山楂、香附、木香、红花、桃仁、延胡索、茄子、猪血、兔肉、葡萄、芹菜、芥蓝等。

饮食注意

√ 饮食应以清淡为宜，少吃咸食，吃盐过多会使血管硬化和血压升高。每天吃盐应在5克以下为宜。

√ 宜多食含钾食物，钾在体内能缓解钠的有害作用，促进钠排出，可以降压。

√ 食用油宜用橄榄油和玉米油。

√ 改变做菜方式，做菜少放油，尽量以蒸、煮、凉拌为主，少吃煎炸食品。

× 禁止饮酒、少食甜食，限制胆固醇及脂肪的摄入量。

生活保健

√ 加强体育锻炼，不仅能增加热能的消耗，而且可以增强机体代谢能力，提高体内某些酶的活性，有利于降低三酰甘油和胆固醇含量。

√ 对体重超标的患者，应在医生指导下逐步减轻体重。

× 避免过度紧张、过度兴奋，要保持平和的心态。

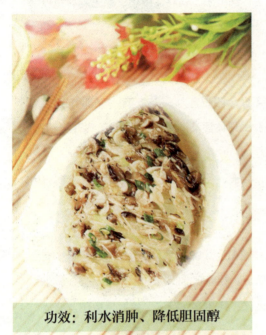

功效：利水消肿、降低胆固醇

虾皮香菇蒸冬瓜

🥟 材料

水发虾皮30克，香菇35克，冬瓜600克，姜末、蒜末、葱花、盐、鸡粉、生粉、生抽、芝麻油、食用油各适量

🍚 做法

1. 把冬瓜切成薄片；将香菇切成碎末。
2. 虾皮放入大碗，倒入香菇、姜末、蒜末、盐、鸡粉、生抽、芝麻油、生粉、食用油拌匀，制成酱料。
3. 将冬瓜摆在盘中，铺上酱料，放入烧开的蒸锅中蒸15分钟，取出，趁热撒上葱花，淋上热油即可。

青豆烧茄子

🥟 材料

青豆200克，茄子200克，蒜末、葱段各少许，盐3克，鸡粉2克，生抽6毫升，水淀粉、食用油各适量

🍚 做法

1. 将洗净的茄子切丁；将青豆焯水后捞出；将茄子入油锅稍炸后捞出待用。
2. 热锅注油，放入蒜末、葱段爆香，倒入青豆、茄丁炒匀，加盐、鸡粉炒匀调味，淋入生抽，翻炒至食材熟软。
3. 倒入适量水淀粉，用大火翻炒匀，至食材熟透即可。

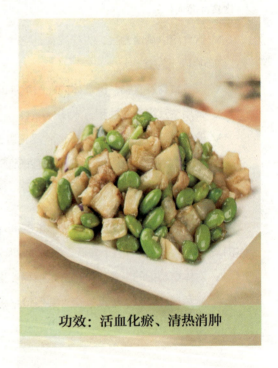

功效：活血化瘀、清热消肿

藕丁西瓜粥

材料

莲藕150克，西瓜200克，大米200克

做法

1. 将洗净去皮的莲藕切成片，再切条，改切成丁；将西瓜切成瓣，去皮，再切成块，备用。

2. 砂锅中注水烧热，倒入大米搅匀，盖上锅盖，煮开后转小火煮40分钟至其熟软，揭开锅盖，倒入藕丁、西瓜，再盖上锅盖，用中火煮20分钟。

3. 揭开锅盖，搅拌均匀，关火后将煮好的粥盛出，装入碗中即可。

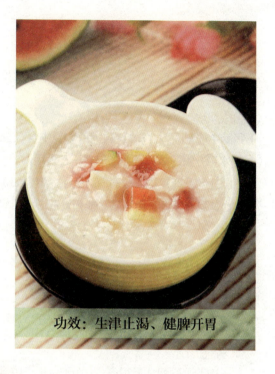

功效：生津止渴、健脾开胃

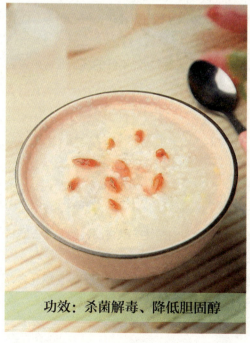

功效：杀菌解毒、降低胆固醇

生姜枸杞粥

材料

水发大米150克，枸杞12克，姜末10克

做法

1. 砂锅中注入适量清水烧开，倒入洗净的大米拌匀，用大火煮至沸，撒上姜末，盖上盖，烧开后用小火煮约30分钟，至大米熟透。

2. 揭盖，倒入洗净的枸杞，搅拌匀，转中火煮至断生，关火后盛出煮好的粥，装入碗中即成。

猪脑 慎食原因

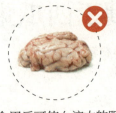

● **忌吃关键词**

高胆固醇、性寒

● **忌吃的原因**

1. 猪脑中的胆固醇含量极高，每100克中含有胆固醇2571毫克，食用后可使血液中的胆固醇水平升高，故高脂血症患者不宜食用。

2. 猪脑性寒，脾胃功能较弱的高脂血症患者如食用过多，容易引起腹泻等症状。

3. 高血压患者长期食用猪脑可能引发冠心病，导致脑中风。

鱼子 慎食原因

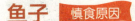

● **忌吃关键词**

高胆固醇、难消化

● **忌吃的原因**

1. 鱼子中的胆固醇含量很高，每100克鱼子中含有胆固醇460毫克，不但可使血清胆固醇水平升高，而且低密度胆固醇在血管内壁的堆积还可诱发动脉硬化、冠心病等心血管并发症。

2. 鱼子虽然很小，但是很难煮透，食用后也很难消化，肠胃功能不好的高脂血症患者要忌吃。

榴莲 慎食原因

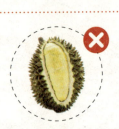

● **忌吃关键词**

高糖、高脂肪、饱和脂肪酸

● **忌吃的原因**

1. 榴莲的含糖量很高，过量的糖分摄入会在体内转化为内源性三酰甘油，使血清三酰甘油浓度升高，故高脂血症患者应尽量不吃或少吃。

2. 榴莲属于高脂水果，含有大量的饱和脂肪酸，多吃会使血液中的总胆固醇含量升高，加重高脂血症病情，导致血管栓塞、血压升高，甚至可导致冠心病、中风。

白酒 慎食原因

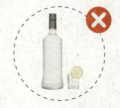

- **忌吃关键词**

高热量、酒精

- **忌吃的原因**

1. 白酒的热量很高，每100克白酒可产生298千卡热量，是导致肥胖的重要饮食因素之一。

2. 酒精损害肝脏，可导致脂肪肝，严重者还会造成酒精性肝硬化。

3. 酒精可抑制脂蛋白脂肪酶的活性，从而使三酰甘油浓度升高，加速动脉粥样硬化，引发心脑血管并发症。

猪油 慎食原因

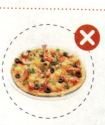

- **忌吃关键词**

高热量、高胆固醇、饱和脂肪酸

- **忌吃的原因**

1. 猪肉的热量极高，容易使人发胖，不利于高脂血症患者控制体重，肥胖型的高脂血症患者尤其要注意。

2. 猪肉中的饱和脂肪酸和胆固醇的含量均很高，高脂血症患者食用后，增加了患动脉硬化等心脑血管并发症的风险。

比萨 慎食原因

- **忌吃关键词**

高脂肪、高胆固醇、高钠、饱和脂肪酸

- **忌吃的原因**

1. 比萨脂肪含量较高，多食不仅不利于高脂血症患者控制体重，还有可能引发动脉粥样硬化等心脑血管并发症。

2. 比萨的原料有黄油、乳酪等，这些物质都含有大量的饱和脂肪酸和胆固醇，高脂血症患者食用可使血脂升高，从而诱发动脉粥样硬化等并发症。

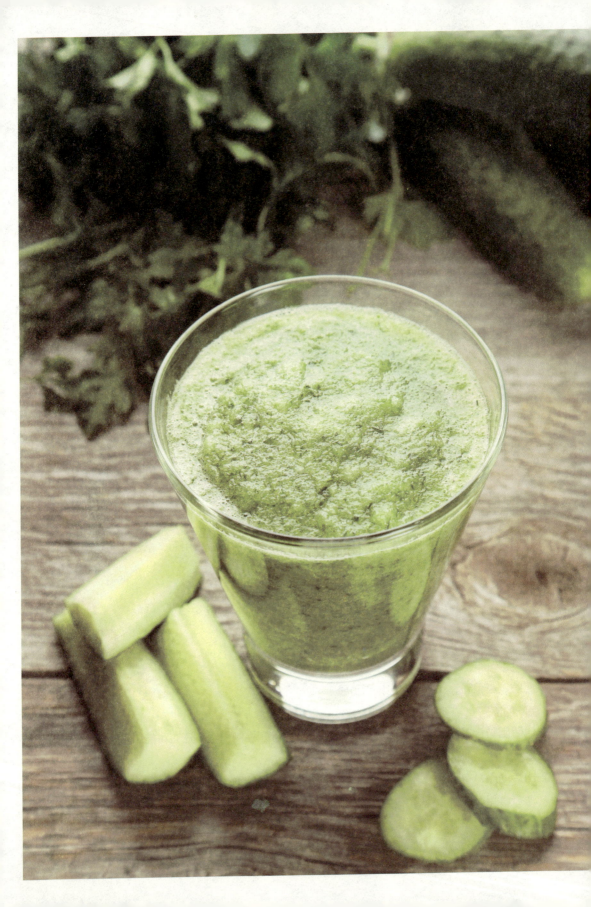

PART 02
消化系统慢性病

　　消化系统疾病常发生的部位包括口腔、咽喉、食管、胃、肠道、消化腺等。消化系统疾病与全身性疾病关系密切，一方面消化系统可伴有消化道外其他系统或全身的症状表现；另一方面，全身性疾病常常以消化系统的症状为其主要表现或表现的一部分。

　　本章选取了慢性胃炎、慢性肠炎、胃及十二指肠溃疡、痔疮等4种消化系统的常见慢性病，详细介绍了每种病症的定义、中医分型、饮食注意、生活保健等方面的知识，并且根据中医的分型，针对每一种病症，提供多种对的药材和食材。同时，针对不同病症，我们还列举出了常见的忌吃的食物，并且详细地解释了忌吃的原因。

慢性胃炎

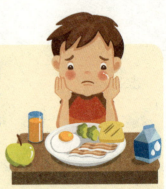

慢性胃炎多由感染幽门螺杆菌，胃酸分泌不足，长期饮用烈酒，过食生冷、燥热、粗糙等刺激性食物损伤胃黏膜以及胆汁返流等因素所致。多数病人常无特殊症状，部分病人会出现上腹饱胀不适、隐痛、烧心、嗳气、泛酸、食欲不振、消化不良等症状。

中医分型

①脾胃气虚型：益气健脾、补虚养胃。

症状：胃隐隐作痛，痛感时轻时重，食欲差、神疲乏力、少气懒言、大便溏稀，伴有腹胀、恶心、呕吐，舌质淡，苔薄白。

（宜）：党参、黄芪、白术、茯苓、猪肚、牛肚、粳米、小米、红枣、山药、银耳等。

（忌）：生冷、刺激性食物。

②肝胃不和型：疏肝解郁、理气宽中。

症状：胃脘部闷痛伴胸胁疼痛、痛感时轻时重，长期心烦易怒，腹胀、嗳气吞酸、食欲不振、大便不畅、舌苔薄白。

（宜）：佛手、枳实、白术、陈皮、山楂、神曲、鸽子肉、米醋、甲鱼、小米、黑米、香菇、金针菇等。

（忌）：易产气、易腹胀的食物。

③胃阴亏虚型：滋阴润燥、养胃生津。

症状：主要症状为胃隐隐作痛，偶有烧灼感，有饥饿感但不欲饮食、口干咽燥、饮水多，大便干结，舌质红、苔少或无苔。

（宜）：葛根、麦冬、百合、石斛、沙参、蛤蜊、甲鱼、牛奶、冬瓜、银耳、杨梅、米醋等。

（忌）：燥热伤阴食物、辛辣刺激性食物。

④脾胃虚寒型：温胃散寒、理气止痛。

症状：常见胃隐隐作痛、喜温喜按，空腹时疼痛加重，饮食后疼痛减轻，泛吐清水、神疲乏力、食欲不振，手足冰凉怕冷，大便稀、小便清长，舌淡苔白。

（宜）：肉桂、附子、吴茱萸、白术、羊肉、胡椒、荔枝、板栗等。

（忌）：寒凉生冷食物、冷饮。

⑤肝胃郁热型：清热泻火、调和肝胃。

症状：胃痛、偶有灼烧感，伴有胸胁疼痛，烦躁易怒，烧心、泛酸、口苦咽干，口渴喜冷饮，大便干燥，舌红苔薄黄。

（宜）：菊花、栀子、沙参、黄连、木瓜、兔肉、鸭肉、冬瓜、杨桃、西瓜、南瓜等。

（忌）：燥热性、辛辣刺激性食物。

饮食注意

√ 饮食时要细嚼慢咽，使食物与唾液充分混合，从而减少食物对胃部的刺激，有利于消化和吸收。

√ 饮食宜按时定量、营养丰富，多食维生素含量高的食物。

√ 饮食宜清淡、晚餐不宜过饱，待食物消化后再睡觉。

× 忌饮浓茶、浓咖啡，少吃刺激性食物，戒烟忌酒。

生活保健

√ 患者要保持精神愉快，因为精神抑郁、过度紧张或疲劳，容易造成胆汁返流而发生慢性胃炎。

√ 加强体育锻炼，增强体质，加强肠胃功能。

√ 积极治疗口腔、鼻腔、咽部慢性感染灶，以防局部感染灶的细菌或毒素被长期吞食，造成胃黏膜炎症。

× 遵医嘱，尽量少用对胃黏膜有损害的药物，如阿司匹林、保泰松、消炎痛、利血平、甲苯磺丁脲、激素等，如果必须使用这些药物，一定要饭后服用。

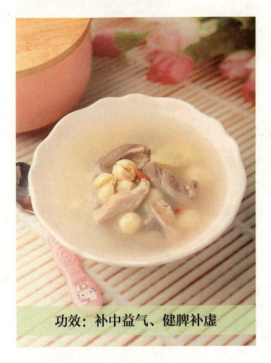

功效：补中益气、健脾补虚

莲子炖猪肚

材料

猪肚220克，水发莲子80克，姜片、葱段各少许，盐2克，鸡粉、胡椒粉各少许，料酒7毫升

做法

1. 将洗净的猪肚切条形，余水后捞出。
2. 砂锅中注水烧热，倒入姜片、葱段、猪肚、莲子，淋入料酒，盖上盖，烧开后用小火煮2小时至食材熟透。
3. 揭盖，加入盐、鸡粉、胡椒粉拌匀，用中火煮至食材入味。
4. 关火，盛出猪肚汤，装碗即可。

白扁豆瘦肉汤

材料

白扁豆100克，瘦肉块200克，姜片少许，盐少许

做法

1. 锅中注水烧开，倒入备好的瘦肉块，搅匀余去血水，捞出，沥水待用。
2. 砂锅中注水烧热，倒入备好的白扁豆、瘦肉、姜片，盖上锅盖，烧开后转小火煮1小时至熟透，掀开锅盖，放入少许盐搅拌片刻，使食材更入味。
3. 关火，将煮好的汤盛出即可。

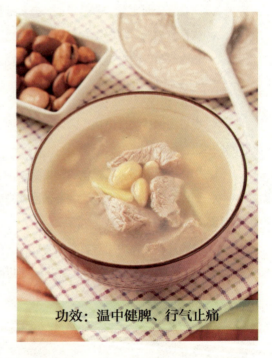

功效：温中健脾、行气止痛

双菇蛤蜊汤

🍲 材料

蛤蜊150克，白玉菇段、香菇块各100克，姜片、葱花各少许，鸡粉、盐、胡椒粉各2克

🍵 做法

1. 锅中注入适量清水烧开，倒入洗净切好的白玉菇、香菇，倒入备好的蛤蜊、姜片，搅拌均匀。
2. 盖上盖，煮约2分钟，揭开盖，放入鸡粉、盐、胡椒粉，拌匀调味。
3. 盛出煮好的汤，装入碗中，撒上葱花即可。

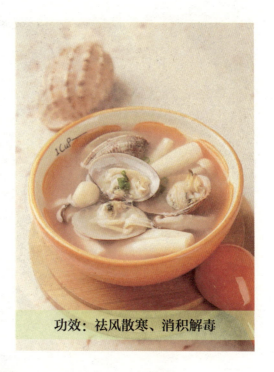

功效：祛风散寒、消积解毒

木瓜银耳汤

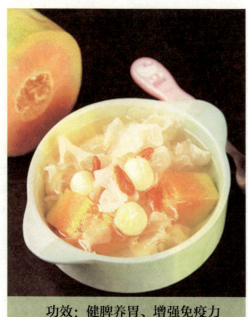

功效：健脾养胃、增强免疫力

🍲 材料

木瓜200克，枸杞30克，水发莲子65克，水发银耳95克，冰糖40克

🍵 做法

1. 将洗净的木瓜切块，待用。
2. 砂锅注水烧开，倒入木瓜、银耳、莲子搅匀，加盖，用大火煮开后转小火续煮30分钟至食材变软。
3. 揭盖，倒入枸杞，放入冰糖，搅拌均匀，续煮10分钟至食材熟软入味。
4. 关火后盛出煮好的甜汤，装碗即可。

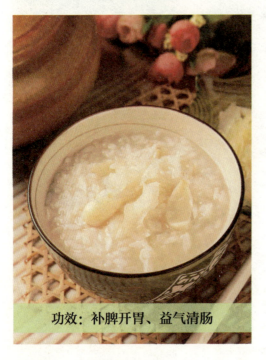

功效：补脾开胃、益气清肠

银耳百合粳米粥

材料

水发粳米、水发银耳各100克，水发百合
50克

做法

1. 砂锅中注水烧开，倒入洗净的银耳，
   放入备好的百合、粳米，拌匀，使米
   粒散开，盖上盖，烧开后用小火煮约
   45分钟，至食材熟透。
2. 揭盖，搅拌一会儿，关火后盛出煮好
   的粳米粥，装在小碗中，稍微冷却后
   食用即可。

白术猪肚粥

材料

水发大米95克，熟猪肚70克，白术、姜
片各少许，盐2克

做法

1. 将熟猪肚用斜刀切片备用。
2. 锅中注水烧热，放入备好的白术、姜
   片，倒入切好的猪肚，盖上盖，煮开
   后用小火煮15分钟，揭盖，捞出姜
   片、白术，倒入洗净的大米拌匀。
3. 盖上盖，用中小火续煮30分钟至熟，
   揭盖，加入盐，拌匀调味，关火后盛
   出煮好的粥即可。

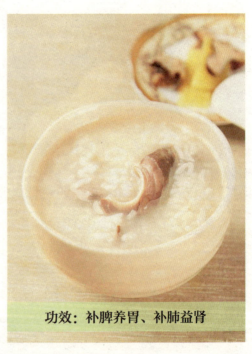

功效：补脾养胃、补肺益肾

党参白术茶

🍅 材料

白术15克，黄芪15克，党参15克，红枣
20克

🍲 做法

1. 砂锅中注入适量清水烧开，放入洗净
   的白术、黄芪、党参、红枣，搅拌
   匀，盖上盖，煮30分钟至药材析出有
   效成分。
2. 揭盖，略煮片刻。
3. 关火后盛出煮好的药茶即可。

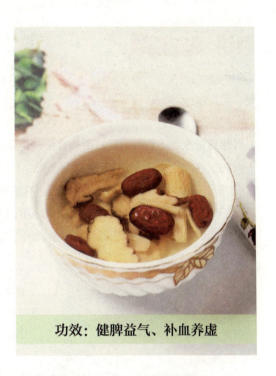

功效：健脾益气、补血养虚

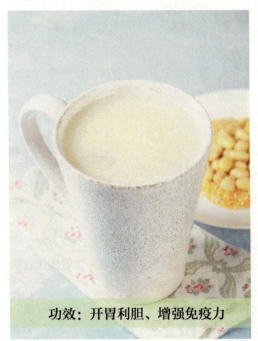

功效：开胃利胆、增强免疫力

玉米小米豆浆

🍅 材料

玉米碎8克，小米10克，水发黄豆40克

🍲 做法

1. 将小米、玉米碎倒入碗中，放入已浸
   泡8小时的黄豆，注入适量清水，搓洗
   干净，倒入滤网，沥干水分。
2. 将洗净的食材倒入豆浆机中，注入适
   量清水，至水位线即可，盖上豆浆机
   机头，开始打浆。
3. 待豆浆机运转约20分钟，即成豆浆，
   把煮好的豆浆倒入滤网，滤取豆浆，
   倒入杯中即可。

忌吃食物

煎饼 慎食原因

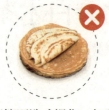

- **忌吃关键词**

硬、粗纤维

- **忌吃的原因**

1. 慢性胃炎患者不适宜食用过硬的食品，否则会使胃黏膜受到摩擦而造成损伤，加重黏膜的炎性病变，而煎饼由粗粮烙制而成，其硬度较其他面食都要高。

2. 煎饼的主要原料一般为面粉、玉米粉、高粱粉等，这些都是粗纤维食物，每100克中含有的粗纤维均在2克以上，粗纤维很难被消化吸收，这些食物在胃中滞留时间过久，还有可能因为产气过多而引起腹胀，所以慢性胃炎患者不宜食用煎饼。

辣椒 慎食原因

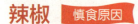

- **忌吃关键词**

辣椒素、刺激性、性热

- **忌吃的原因**

1. 辣椒特有的辣椒素对哺乳动物都有刺激性，并且可在口腔中产生灼热感，人食用辣椒后，辣椒素会剧烈刺激胃黏膜，使胃黏膜高度充血，蠕动加快，引起胃疼、腹痛、腹泻等症状，甚至可诱发慢性胃炎急性发作。

2. 中医认为，肝胃郁热型急性胃炎多由嗜食烈酒、燥热性食物所致。辣椒性热而刺激，慢性胃炎患者不宜食用，否则会加重烧心、泛酸、口苦咽干、大便干燥等症状。

咖啡 慎食原因

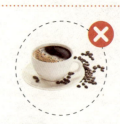

- **忌吃关键词**

咖啡因

- **忌吃的原因**

1. 咖啡中含有一种黄嘌呤生物碱化合物——咖啡因，咖啡因是一种中枢神经兴奋剂，可兴奋人的中枢神经，兴奋心肌，人们常用它提神醒脑，但是，慢性胃炎患者多伴有精神状况不佳，多饮咖啡会影响睡眠质量，久之还可引起神经衰弱。

2. 咖啡中的咖啡因成分可刺激胃的腺体分泌胃酸，使胃酸浓度增加，破坏胃黏膜屏障，直接加重慢性胃炎的病情。

白酒 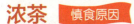 慎食原因

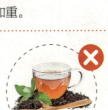

- **忌吃关键词**

胃黏液屏障、前列腺素E

- **忌吃的原因**

1. 白酒能够直接破坏胃黏液屏障，使胃腔内的氢离子反弥散进入胃黏膜，从而导致胃黏膜发生充血、水肿，甚至可导致胃黏膜糜烂，严重地影响慢性胃炎的病情。

2. 胃黏膜会合成一种叫作前列腺素E的物质，这种物质可以抑制胃酸分泌，保护胃黏膜，反之，如果前列腺素E的分泌减少，就可引起胃黏膜的损害。而现代研究证明，饮用白酒会减少前列腺素E的合成，损害胃黏膜，使慢性胃炎的病情加重。

浓茶 慎食原因

- **忌吃关键词**

刺激性、鞣酸、咖啡因

- **忌吃的原因**

1. 浓茶会稀释胃液，降低胃液的浓度，影响胃的正常消化功能，从而引起消化不良、腹痛、腹胀等症状，加重慢性胃炎的病情。

2. 浓茶会刺激胃的腺体分泌胃酸，使胃酸浓度增加，会破坏胃黏膜屏障，加重溃疡的病情，这对慢性胃炎患者十分不利。

冰淇淋 慎食原因

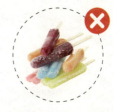

- **忌吃关键词**

生冷食物

- **忌吃的原因**

1. 进食冰淇淋等生冷食物过多过快，会刺激内脏血管，使局部出现贫血现象，使胃肠道的消化能力和杀菌能力减弱，从而使胃肠道容易受感染而发生炎症病变，加重病情。

2. 冰淇淋属于生冷食物，中医认为，肠胃较弱的人不适宜食用太多生冷的食物，尤其是脾胃虚寒型的慢性胃炎患者，否则可加重其神疲乏力、食欲不振、手足冰凉、大便稀、小便清长等症状，还可能诱发疾病急性发作。

慢性肠炎

慢性肠炎多由细菌、霉菌、病毒、原虫等微生物感染所致，亦可为过敏等所致。临床表现为反复发作的腹痛、腹泻及消化不良等症，重者可有黏液便或水样便。

中医分型

①**脾胃气虚型：健脾化湿、涩肠止泻。**

症状：大便时稀时泻，水谷不化，稍食油腻食物大便次数就会增多，饮食减少，脘腹胀满不适，面色萎黄，神疲乏力、倦怠懒言，舌淡苔白。

(宜)：砂仁、白术、茯苓、山药、黄芪、猪肚、白扁豆、粳米、糯米、乌鸡、鲈鱼、蚕豆等。

(忌)：寒凉生冷食物、润肠通便性食物。

②**脾肾阳虚型：温阳补脾、固肾止泻。**

症状：五更（黎明前）肚脐周围疼痛，肠鸣泄泻，泻后则舒，平素畏寒怕冷，手足冰凉，腰膝酸软，舌淡苔白。

(宜)：芡实、金樱子、补骨脂、肉豆蔻、猪肠、白扁豆、莲子、板栗等。

(忌)：寒凉生冷食物、滑肠通便性食物。

③**肝郁型：疏肝解郁、涩肠止泻。**

症状：平素胸胁胀闷，嗳气食少，每次都因情绪紧张发生腹痛腹泻，口苦，舌色淡红。

(宜)：柴胡、郁金、合欢皮、南瓜、荔枝、柿子等。

(忌)：辛辣刺激性食物、易导致腹胀的食物。

④**湿热型：清热利湿、健脾止泻。**

症状：腹痛，便稀恶臭，排便次数增多，肛门灼热，舌质红，苔黄腻。

(宜)：黄连、板蓝根、茯苓、冬瓜皮、马齿苋、薏米、莲子、大蒜、蕨菜、石榴、鳜鱼等。

（忌）：辛辣刺激性食物、肥甘厚味食物。

饮食注意

√ 慢性肠炎患者宜选择容易消化的鱼、虾、蛋、豆类制品等，以避免肠胃负担过重而影响病情。

√ 伴有脱水现象的慢性肠炎患者，可适当地喝一些淡盐水、米汤、米粥、菜汤等，以补充水、盐和维生素。

√ 多食含有鞣酸果胶的食物，如苹果、石榴等均有涩肠止泻的作用。

× 忌食高纤维、高脂肪的食物，因为纤维素可促进肠胃蠕动，从而导致腹泻症状加重，而脂肪有润滑肠道的作用，并且不容易消化，食用后会增加肠胃的负担。

× 慢性肠炎患者伴有腹胀、肠鸣音过强时，应忌吃蔗糖、土豆、红薯、白萝卜等会产气发酵的食物，以免加重腹胀症状。

× 忌食具有润肠通便功效的药物，如杏仁、大黄等。

× 忌生冷、不洁食物，忌过热、过凉食物。

× 忌烟、酒、辣椒等辛辣刺激性食物。

× 肠胃敏感者忌食海鲜类食物。

生活保健

√ 预防慢性肠炎要把好"病从口入"这道关，注意个人卫生和环境卫生，注意扑灭蟑螂、苍蝇等。

√ 慢性肠炎病人多为身体虚弱、抵抗力弱者，因此更应该注意饮食卫生，且平时要加强锻炼，增强体质。

√ 保持心情舒畅，长期的悲伤、紧张、恐惧等情绪可使神经功能紊乱，从而导致胃壁的血管痉挛性收缩，诱发胃炎、胃溃疡等病症，所以，慢性肠炎患者保持良好的心情对病情的控制非常有利。

√ 处理慢性肠炎患者的排泄物的时候要特别小心，以免发生传染。

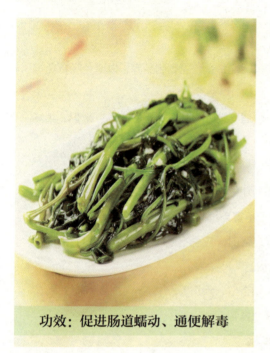

功效：促进肠道蠕动、通便解毒

蒜蓉空心菜

🥟 材料

空心菜300克，蒜末少许，盐、鸡粉各2克，食用油少许

🍲 做法

1. 将洗净的空心菜切成小段，装入盘中，待用。
2. 用油起锅，放入蒜末爆香，倒入切好的空心菜，用大火翻炒一会儿，至其变软，转中火，加入盐、鸡粉，快速翻炒片刻，至食材入味。
3. 关火后盛出炒好的食材，装盘即成。

土茯苓绿豆鸭汤

🥟 材料

绿豆250克，土茯苓20克，鸭肉块300克，陈皮1片，高汤适量，盐2克

🍲 做法

1. 锅中注水烧开，放入鸭肉余2分钟，捞出后过冷水，盛盘备用。
2. 另起锅，注入高汤烧开，加入鸭肉、绿豆、土茯苓、陈皮，拌匀，盖上锅盖，炖3小时至食材熟透，揭开锅盖，加入盐进行调味，搅拌均匀至食材入味。
3. 将煮好的汤料盛出即可。

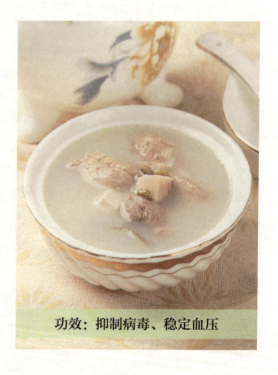

功效：抑制病毒、稳定血压

黄花菜猪肚汤

🍲 材料

熟猪肚140克，水发黄花菜200克，姜片、葱花各少许，盐3克，鸡粉3克，料酒8毫升

🍲 做法

1. 将熟猪肚切成条，备用；将泡发好的黄花菜去蒂，备用。
2. 锅中注水，放入猪肚、姜片、淋入料酒，盖上盖，用小火煮20分钟，倒入黄花菜搅匀，盖上盖，续煮15分钟，加入盐、鸡粉，搅匀调味。
3. 关火后盛出汤料，撒上葱花即可。

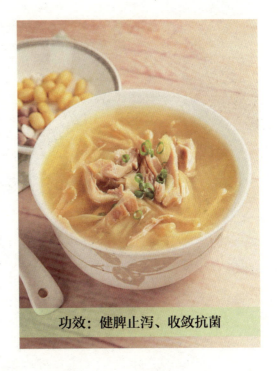

功效：健脾止泻、收敛抗菌

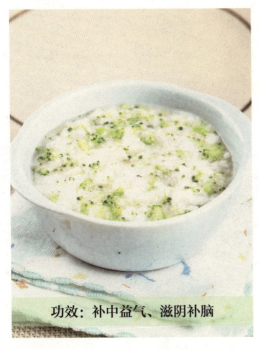

功效：补中益气、滋阴补脑

鲈鱼花菜粥

🍲 材料

净鲈鱼400克，水发大米180克，花菜160克，姜片少许，盐4克，鸡粉少许，胡椒粉3克，食用油适量

🍲 做法

1. 将花菜切小朵；将鲈鱼切小块装碗，加盐、鸡粉拌匀，腌渍约10分钟。
2. 砂锅中注水烧开，倒入大米，煮沸后淋入适量食用油，用小火煮30分钟至米粒熟软，放入花菜煮5分钟，放入姜片、鱼块，用小火煮约5分钟。
3. 加盐、鸡粉、胡椒粉调味即可。

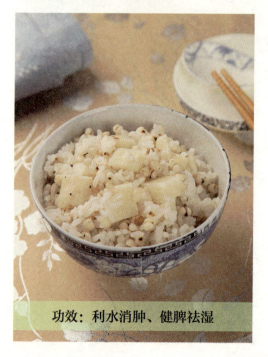

功效：利水消肿、健脾祛湿

薏米山药饭

🍲 材料

水发大米160克，水发薏米100克，山药160克

🍚 做法

1. 将洗净去皮的山药切片，再切成条，改切成丁，备用。
2. 砂锅中注入适量清水烧开，倒入洗好的大米、薏米，放入切好的山药，拌匀，盖上锅盖，煮开后用小火煮30分钟至食材熟透。
3. 关火后揭开锅盖，盛出煮好的饭，装入碗中即可。

白扁豆粥

🍲 材料

水发白扁豆100克，水发粳米100克，冰糖20克

🍚 做法

1. 砂锅中注水烧开，倒入粳米，加入白扁豆拌匀。
2. 加盖，用大火煮开后转小火续煮1小时至食材熟软，揭盖，加入冰糖，搅拌至冰糖溶化。
3. 关火后盛出煮好的粥，装碗即可。

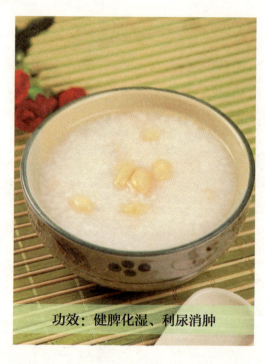

功效：健脾化湿、利尿消肿

木耳红枣莲子粥

🍅 材料

水发木耳80克，红枣35克，水发大米180克，水发莲子65克，盐、鸡粉各2克

🍲 做法

1. 砂锅中注入适量的清水，用大火烧热，倒入备好的大米、莲子、木耳、红枣，搅匀。
2. 盖上锅盖，煮开后转小火煮40分钟至熟软。
3. 揭开锅盖，加入盐、鸡粉，搅匀调味，关火后将煮好的粥盛出装入碗中即可。

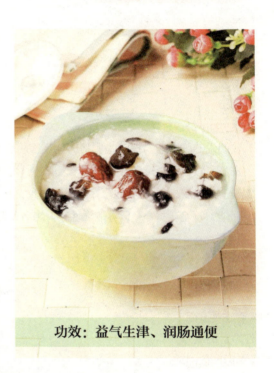

功效：益气生津、润肠通便

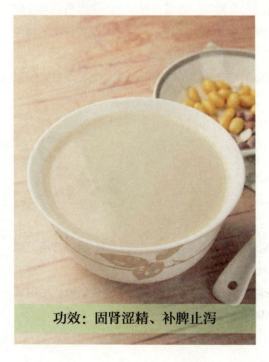

功效：固肾涩精、补脾止泻

芡实豆浆

🍅 材料

水发芡实30克，水发黄豆50克

🍲 做法

1. 将已浸泡8小时的黄豆倒入碗中，放入芡实，加入适量清水，搓洗干净。
2. 将洗好的材料倒入滤网，沥干水分，倒入豆浆机中，注入适量清水，至水位线即可。
3. 盖上豆浆机机头，选择"开始"键，待豆浆机运转约20分钟，即成豆浆。
4. 把煮好的豆浆倒入滤网，滤取豆浆，倒入碗中即可。

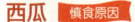

忌吃食物

JI CHI SHI WU

肥肉 慎食原因

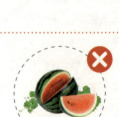

- **忌吃关键词**

高脂肪

- **忌吃的原因**

1. 我们说的肥肉通常指的是肥猪肉，其脂肪含量极高，如半肥瘦猪肉的脂肪含量在37%左右，慢性肠炎患者若过多地摄入脂肪，可诱发大便次数增多、腹泻等。

2. 肥肉的摄入会影响其他营养物质的吸收，从而影响身体的恢复，对于身体较虚弱、抗病能力较差、需补充营养的慢性肠炎患者来说，并不适宜。

西瓜 慎食原因

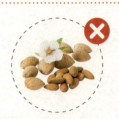

- **忌吃关键词**

性寒、高水分

- **忌吃的原因**

1. 关于西瓜的食用禁忌，《本草纲目》有云："西瓜、甜瓜，皆属生冷，世俗以为醍醐灌顶，甘露洒心，取其一时之快，不知其伤脾助湿之害也。"故尤其是脾虚型的慢性肠炎患者不宜食用西瓜。

2. 西瓜含有的水分较多，食用后会冲淡胃里的消化液，影响胃的消化功能，诱发或加重慢性肠炎的消化不良症状。

杏仁 慎食原因

- **忌吃关键词**

高脂肪、高热量

- **忌吃的原因**

1. 杏仁中含有大量的脂肪，每100克杏仁中含有脂肪45.4克，脂肪有润滑肠道的作用，可加重慢性肠炎患者的腹泻程度或诱发其发生腹泻。

2. 杏仁的热量很高，而且其中含有的脂肪较难消化，会增加胃肠道的消化负担，加重其消化不良的症状，也会影响其他营养物质的摄入。

牛奶 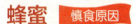 慎食原因

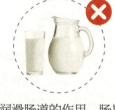

• 忌吃关键词

高脂肪、乳糖

• 忌吃的原因

1. 牛奶中含有较多的脂肪，含量可达3.5％以上，由于脂肪具有润滑肠道的作用，肠胃功能较弱的慢性肠炎患者食用后可导致大便次数增多，甚至可引起腹泻。

2. 牛奶中含有较多乳糖，乳糖在进入肠道之后，会发酵产生大量的气体，从而引起腹胀、腹痛等症状，不利于慢性肠炎患者控制病情。

蜂蜜 慎食原因

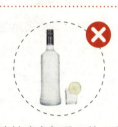

• 忌吃关键词

润肠通便、高糖

• 忌吃的原因

1. 蜂蜜具有润肠通便的作用，对于习惯性便秘等病症具有良好的疗效，但是对于慢性肠炎尤其是伴随有腹泻症状的患者并不适宜，否则可加重腹泻程度。

2. 蜂蜜的主要成分是糖分，虽然其中主要是容易被消化吸收的葡萄糖和果糖，如果肠胃功能较为虚弱的慢性肠炎患者摄入过量，可能会因一时吸收不了而发生酵解，产生大量气体，从而引起腹胀、腹痛等。

白酒 慎食原因

• 忌吃关键词

刺激性

• 忌吃的原因

1. 白酒的刺激性很强，它可直接破坏胃肠黏膜，使胃肠黏膜的炎性病变加重，从而引发腹痛、腹胀、腹泻等相关症状。

2. 中医认为，慢性肠炎的发生以先天之气不足、肝失疏泄、脾胃失和、气机升降逆乱为主，而高度白酒可影响肝脾胃的功能，长期饮用还会使其发生严重的损害，造成严重的功能障碍。

胃及十二指肠溃疡

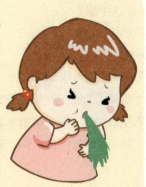

胃及十二指肠溃疡又称为消化性溃疡，多由胃酸分泌过多、感染幽门螺杆菌、胃黏膜屏障受损、受精神情志因素影响，以及长期服用非甾体类抗感染药物所造成的。主要症状为腹部中上疼痛。胃溃疡患者常在餐后一小时内发生疼痛，疼痛持续数天或数月可缓解，而十二指肠溃疡患者多在饥饿时、两餐之间、午夜时疼痛发作，进食后可缓解。该病症可伴嗳气、吞酸、恶心反胃、胃灼热，溃疡面出血者还可能出现黑便等症状。

中医分型

①**肝郁气滞型：疏肝解郁、理气止痛。**

症状：胃脘灼热疼痛，伴胁肋满闷隐痛，口干口苦，心烦易怒，嗳气频繁、吐酸，反胃烧心，受情绪刺激时疼痛发作或加重，舌苔薄白。

宜：白芍、香附、佛手、郁金、木香、枳实、猪肚、茼蒿、猕猴桃、黄花菜、香菇等。

忌：辛辣刺激性食物、酸性食物、肥腻食物等。

②**脾胃虚寒型：温胃散寒、健脾止痛。**

症状：胃脘部隐隐作痛，喜温喜按，空腹时疼痛加重，进食后会缓解，泛吐清水，神疲乏力，不思饮食，摄食量少，手脚冰凉，大便溏稀，舌淡苔白。

宜：桂枝、吴茱萸、艾叶、生姜、羊肉、茼蒿、荔枝等。

忌：寒凉生冷食物、冷饮以及酸性食物等。

③**阴虚胃热型：清热泻火、滋阴益胃。**

症状：胃脘部隐隐作痛，有饥饿感但不欲饮食，恶心反胃、干呕、咽干口燥，小便黄、大便干结，舌色红苔黄。

⑤：沙参、麦冬、百合、玉竹、知母、芦根、墨鱼、田螺、干贝、兔肉、胡萝卜、猕猴桃、海带等。

⑥：燥热性食物、烈酒等。

④瘀血阻滞型：活血化瘀、止血止痛。

症状：胃脘部疼痛有针刺感，且疼痛固定拒按，进食后疼痛加重，夜间较明显。或伴有呕血、黑便，舌质暗或有瘀斑。

⑤：延胡索、三七、白及、墨鱼、茄子、黑木耳、油菜、鳕鱼等。

⑥：辛辣刺激性食物、烟酒、粗糙干硬食物。

饮食注意

√ 消化性溃疡患者应选择吃些不会促进胃酸分泌或者能中和胃酸且热量较多的食物，主食宜吃软米饭、燕麦粥、面条以及含碱的面包或馒头。

√ 饮食宜清淡，少吃刺激性食物，晚餐不宜过饱，待食物消化后再睡觉。

× 忌饮浓茶、浓咖啡，忌食辛辣、油腻等刺激性的食物，戒烟忌酒。

× 忌食过硬、粗糙的食物，否则易反复摩擦胃黏膜，加重溃疡面的损伤，而且不利于消化。

生活保健

√ 由于精神因素也是引起溃疡病的一个重要原因，所以溃疡病患者要保持良好的心态和心情，避免受情绪刺激，切忌长期抑郁或烦躁。

√ 饮食上要注意细嚼慢咽，避免急食，咀嚼可增加唾液分泌，后者能稀释和中和胃酸，并具有提高黏膜屏障的作用。

√ 急性溃疡活动期以少吃多餐为宜，每天进食四五次即可，一旦症状得到控制，应尽快恢复到平时的一日三餐。

√ 有胃癌家族遗传史的消化道溃疡患者一定要定期去医院检查，必要时做胃镜检查，并坚持服药，遇有症状加重、消瘦、厌食、黑粪等情况时，也一定要及时到医院检查。

× 由于消化性溃疡的形成与胃液中的胃酸和胃蛋白酶的消化作用有关，故切忌空腹工作和空腹就寝。

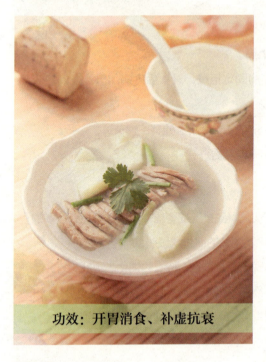

功效：开胃消食、补虚抗衰

山药羊肉汤

🥘 材料
羊肉块300克，山药块250克，葱段、姜片各少许

🍲 做法
1. 锅中注水烧开，倒入洗净的羊肉块拌匀，煮约2分钟后捞出，过冷水备用。
2. 锅中注水烧开，倒入山药块、葱段、姜片、羊肉块拌匀，用大火烧开后转至小火炖煮约40分钟。
3. 揭开盖，捞出煮好的羊肉块，装入碗中，浇上锅中煮好的汤水即可。

松仁鸡蛋炒茼蒿

🥘 材料
松仁30克，鸡蛋2个，茼蒿200克，枸杞12克，葱花少许，盐2克，鸡粉2克，食用油适量

🍲 做法
1. 将鸡蛋打入碗中，加少许盐、鸡粉，放入葱花调匀；将洗净的茼蒿切碎。
2. 油锅烧热，倒入松仁炸香，捞出；倒入蛋液炒熟，盛出。
3. 油锅烧热，倒入茼蒿翻炒，加盐、鸡粉调味，倒入鸡蛋、枸杞炒匀。
4. 将食材盛出装盘，撒上松仁即可。

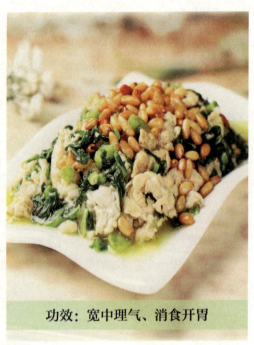

功效：宽中理气、消食开胃

芦笋腰果炒墨鱼

材料

芦笋80克，腰果30克，墨鱼100克，彩椒50克，姜片、蒜末、葱段各少许，盐4克，鸡粉3克，料酒8毫升，食用油适量

做法

1. 将洗净去皮的芦笋切段；将彩椒切块；将处理干净的墨鱼切片，装入碗中，加盐、鸡粉、料酒拌匀，腌渍10分钟。
2. 将腰果、彩椒、芦笋分别焯水。
3. 热锅注油，烧至四成热，倒入腰果、彩椒、芦笋、墨鱼、蒜末、姜片、葱段，炒匀，加盐、鸡粉调味，盛出即可。

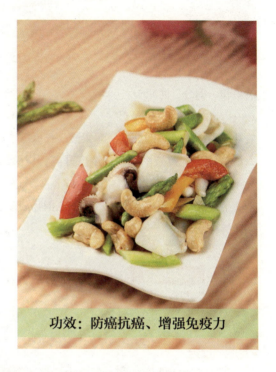

功效：防癌抗癌、增强免疫力

百合蒸南瓜

材料

南瓜200克，鲜百合70克，冰糖30克，水淀粉4毫升，食用油适量

做法

1. 将洗净去皮的南瓜切块摆盘，在南瓜上摆上冰糖、百合，待用。
2. 蒸锅注水烧开，放入南瓜盘，盖上锅盖，大火蒸25分钟至熟软，取出。
3. 另取一锅，倒入糖水，加入水淀粉拌匀，淋入食用油，调成芡汁，浇在南瓜上即可。

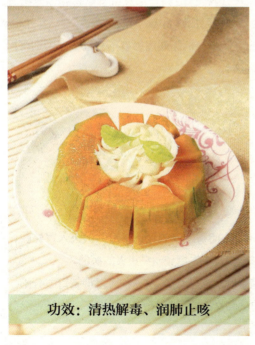

功效：清热解毒、润肺止咳

忌吃食物

橘子 慎食原因

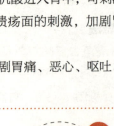

● **忌吃关键词**

有机酸、糖分、性凉

● **忌吃的原因**

1. 橘子中含有丰富的烟酸、苹果酸、柠檬酸、枸橼酸，这些有机酸进入胃中，可刺激胃酸分泌，使胃液中的胃酸浓度升高，胃酸的增加可加大对溃疡面的刺激，加剧胃及十二指肠溃疡的病情。

2. 橘子性凉，脾胃虚寒型的胃及十二指肠溃疡患者食用后可加剧胃痛、恶心、呕吐、便秘等症状。

李子 慎食原因

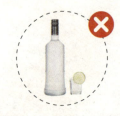

● **忌吃关键词**

果酸

● **忌吃的原因**

1. 李子中含有大量的果酸，胃及十二指肠溃疡患者食用后，果酸可刺激胃腺体分泌胃酸，使胃酸增加，从而影响溃疡面的愈合，甚至可加剧溃疡的程度。

2. 李子有清热、利水的功效，脾胃虚寒型的胃及十二指肠溃疡患者不宜过食，否则可损伤脾胃，加重其腹痛、乏力、手脚冰凉等症状。

白酒 慎食原因

● **忌吃关键词**

刺激性、前列腺素E

● **忌吃的原因**

1. 白酒刺激性很强，它能直接破坏胃黏液屏障，使胃腔内的氢离子反弥散进入胃黏膜，使胃黏膜充血、水肿，甚至糜烂，严重影响胃及十二指肠溃疡患者的病情。

2. 白酒还可以抑制或减少胃黏膜合成前列腺素E，前列腺素E是一种可以抑制胃酸分泌、保护胃黏膜的物质，它由胃黏膜合成，前列腺素E的分泌减少或被抑制了，胃酸就会分泌过多，从而损伤胃黏膜，加重溃疡。

咖啡 慎食原因

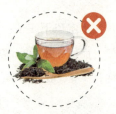

● **忌吃关键词**

咖啡因、中枢神经兴奋剂

● **忌吃的原因**

1. 咖啡中含有咖啡因，咖啡因是一种黄嘌呤生物碱化合物，它能够促进胃酸的分泌，提高胃酸的浓度，故胃及十二指肠溃疡患者不适合饮用咖啡，否则增多的胃酸会加大对溃疡面的刺激，引起胃部疼痛、溃疡面出血，使病情加重。

2. 咖啡因同时也是一种中枢神经兴奋剂，有提神醒脑之功用，但是如果长期饮用或一次性饮用过多，可影响睡眠的质量，对于胃及十二指肠溃疡患者的病情恢复不利。

浓茶 慎食原因

● **忌吃关键词**

茶碱

● **忌吃的原因**

1. 浓茶中含有茶碱，可刺激胃的腺体分泌胃酸，损害胃黏膜屏障，使胃黏膜出现炎性改变或溃疡性病变，加重胃及十二指肠溃疡患者的病情。

2. 胃及十二指肠溃疡患者饮用浓茶后，会稀释胃液，降低胃液的浓度，使胃的消化功能不能正常运作，加重其消化不良症状。

辣椒 慎食原因

● **忌吃关键词**

性热、味辛、强刺激性

● **忌吃的原因**

1. 辣椒是属于大热大辛的食物，具有非常强烈的刺激性。胃及十二指肠溃疡患者食用后胃酸的分泌会增加，刺激溃疡面使溃疡的程度加重，严重者还有可能引起胃出血、穿孔等。

2. 中医认为，辣椒性热，阴虚胃热型的胃及十二指肠溃疡患者尤其不宜食用辣椒，否则会加重患者胃痛、恶心呕吐、咽干舌燥、大便干结等症状。

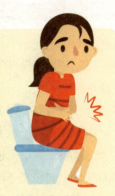

痔疮

ZHI CHUANG

痔疮是直肠末端黏膜下和肛管皮肤下的静脉丛发生扩大曲张所形成的柔软静脉团。根据发生部位，痔疮分为内痔、外痔、混合痔。内痔早期的症状不明显，以排便时出血为主，不痛，无其他不适感；中、晚期则有痔脱出、流黏液、发痒和发作期疼痛等症状。外痔可看到肛缘的痔隆起或皮赘，以坠胀疼痛为主要表现。混合痔两种症状均有。

中医分型

①**湿热下注型：清热利湿、凉血消肿。**

症状：肛门外有肿物，或排便时肛门内有挤压痛，还伴有便血、便色红、便质稀有秽臭，肛门灼痛，小便黄，舌红、苔黄腻。

宜：土茯苓、生地、黄连、黄柏、苦参、马齿苋、薏米、苋菜、绿豆、红豆、西瓜等。

忌：辛辣、热性食物，如羊肉、狗肉、花椒、辣椒；发物，如虾、蟹等。

②**瘀毒内阻型：活血化瘀、凉血解毒。**

症状：肛门刺痛拒按，甚至不能行走，便时更甚，或伴里急后重、出血、痔核紫暗，或伴有烦热口渴、面色晦暗、舌质紫暗或有瘀点、瘀斑。

宜：三七、丹皮、丹参、桃仁、黄柏、莲藕、泥鳅、木耳、芹菜、菠菜、黑木耳、桑葚、猪肠等。

忌：辛辣刺激性食物、发物等。

③**气血两虚型：益气养血、通便消痔。**

症状：肛门外有异物，皮色淡，无肿痛；大便质软，排便时感觉乏力，难以排出；伴有神疲气短、乏力、头晕目眩，口唇色淡，舌淡嫩、苔薄白。

宜：太子参、熟地、生地、菠菜、苋菜、乌鸡、薏米、苹果、葡萄等。

⊗: 海鲜如虾、蟹等发物，辛辣刺激性食物。

④肝肾阴虚型：养阴润燥、滋补肝肾。

症状：肛门外脱出肿物，干涩疼痛，口苦咽干，胸胁胀痛不适，口干舌燥，大便干燥秘结、小便黄，舌质红、少苔。

宜: 女贞子、枸杞、生地、黄精、香蕉、莲藕、木耳、竹笋、葡萄等。

忌: 海鲜如虾、蟹等发物，辛辣燥热性食物。

⑤脾肾阳虚型：温补脾肾。

症状：肛门外或内有痔核，排便时有异物感，皮色淡，大便溏稀或五更泄泻，面色苍白，少气无力，畏寒肢冷，腰酸膝冷，舌质淡胖有齿痕、苔薄白。

宜: 肉豆蔻、补骨脂、韭菜子、肉桂、韭菜、猪肠、韭菜、芡实、莲子、柿子等。

忌: 寒凉生冷食物、具有泻下润肠作用的食物。

饮食注意

√ 饮食宜清淡，多选择含丰富的纤维素和维生素、有助于促进肠道蠕动的蔬菜水果，一方面可以保持排便顺畅，防止因便秘引起的痔疮病情加重，另一方面可以减轻痔疮的瘀血和扩张程度。

× 勿食辣椒、胡椒等辛辣刺激性食物，忌燥热、肥腻和经过爆炒的可助热上火的食物，勿食虾、蟹等发物，忌烟酒。

生活保健

√ 痔疮患者可采取坐浴的方法来辅助治疗，可用清热解毒、凉血化瘀类药物坐浴，如金银花、黄柏、黄连、秦皮、苦参、地肤子、丹参、丹皮等。药物治疗日久不愈、痔疮嵌顿等患者应接受手术治疗。

√ 养成定时排便的习惯，一日一次，并且要保持肛门周围清洁，每日用温水清洗，勤换内裤。

× 忌久坐、久站、久蹲，长时间不起来活动会导致肛周血液循环不畅，增加痔疮的患病概率。

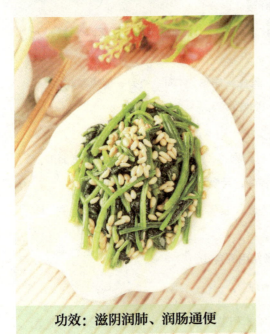

功效：滋阴润肺、润肠通便

松仁菠菜

🍅 材料

菠菜270克，松仁35克，盐3克，鸡粉2克，食用油15毫升

🍲 做法

1. 将洗净的菠菜切段。
2. 冷锅中倒油，放入松仁，用小火炒香味，盛出，撒上少许盐拌匀，待用。
3. 锅留底油，倒入菠菜，用大火翻炒2分钟至熟，加入盐、鸡粉炒匀。
4. 关火后盛出炒好的菠菜，装盘，撒上拌好的松仁即可。

莲藕炒秋葵

🍅 材料

去皮莲藕250克，去皮胡萝卜150克，秋葵50克，红彩椒10克，盐2克，鸡粉1克，食用油5毫升

🍲 做法

1. 将洗净的胡萝卜、莲藕、红彩椒、秋葵均切片，焯水后捞出备用。
2. 用油起锅，倒入焯好的食材，翻炒均匀，加入盐、鸡粉，炒匀入味。
3. 关火后盛出炒好的菜肴，装盘即可。

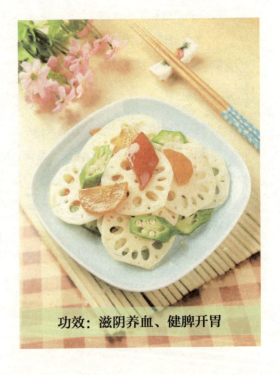

功效：滋阴养血、健脾开胃

雪梨菠菜稀粥

🍅 材料

雪梨120克，菠菜80克，水发米碎90克

🍵 做法

1. 将洗好去皮的雪梨切开，去核，再切小块；将洗净的菠菜切小段。
2. 取榨汁机，将雪梨、菠菜分别榨汁。
3. 砂锅中注水烧开，倒入备好的米碎，拌匀，烧开后用小火煮10分钟，倒入菠菜汁，用中火续煮10分钟至食材熟透，揭开盖，倒入雪梨汁，用大火烧开，关火即成。

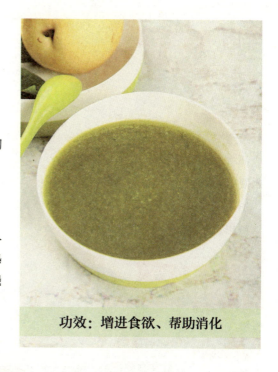

功效：增进食欲、帮助消化

翠衣香蕉茶

🍅 材料

香蕉200克，西瓜皮100克，冰糖适量

🍵 做法

1. 将西瓜皮削去绿皮，切成片状；将香蕉剥皮，切成均匀的小段。
2. 砂锅中注水烧热，倒入西瓜皮、香蕉，盖上锅盖，大火煮30分钟至熟软。
3. 倒入冰糖，盖上锅盖，继续煮15分钟至完全溶化，揭开锅盖，持续搅拌片刻，关火，盛出装入碗中即可。

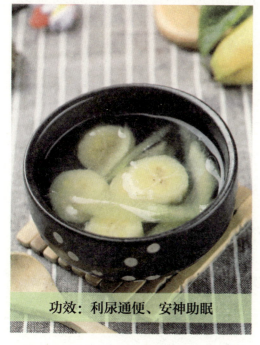

功效：利尿通便、安神助眠

羊肉 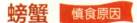 慎食原因

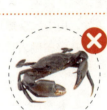

● **忌吃关键词**

性热

● **忌吃的原因**

1. 羊肉性热，湿热下注型的痔疮患者食用后可加重其湿热的程度，从而加重其便血、便质秽臭、肛门灼痛、小便黄等症状。

2. 便秘是发痔的原因之一，《诸病源候论》中提到"忍大便不出，久为气痔"，所以痔疮患者应保持排便通畅，而羊肉易耗损津液，使大便干结，从而引发排便不畅，故痔疮患者不宜食用羊肉。

螃蟹 慎食原因

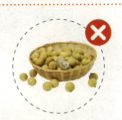

● **忌吃关键词**

性寒、海鲜发物

● **忌吃的原因**

1. 蟹肉性寒，食用过多容易引起腹泻、腹痛，而腹泻可刺激直肠和肛门，使痔静脉丛充血，阻碍静脉回流，加重痔疮病情。

2. 蟹肉为海鲜发物，痔疮患者食用后可加重病情，做完痔疮手术后的患者食用更可能使痔疮复发。

桂圆 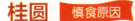 慎食原因

● **忌吃关键词**

性温

● **忌吃的原因**

1. 桂圆性温，可入药，有壮阳益气之功效，多食可积温成热，而痔疮常由湿热瘀浊所致，故痔疮患者应忌食桂圆。

2. 关于桂圆的食用禁忌，《药品化义》有记载曰："甘甜助火，亦能作痛，若心肺火盛，中满呕吐及气膈郁结者，皆宜忌用。"由此可见，湿热下注型、瘀毒内阻型等痔疮患者均不宜食用桂圆。

榴莲 慎食原因

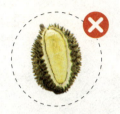

● **忌吃关键词**

性热而滞、纤维素

● **忌吃的原因**

榴莲性热而滞，如过多食用会导致身体燥热积聚，引起"上火"，可加重痔疮患者的湿热程度，还可以使大便燥结，导致便秘而使痔疮病情加重。

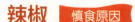

榨菜 慎食原因

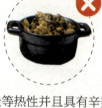

● **忌吃关键词**

辛辣刺激、盐

● **忌吃的原因**

1. 榨菜在制作过程中加入了干辣椒粉、花椒、茴香、胡椒、肉桂等热性并且具有辛辣刺激性的调料，故湿热下注型的痔疮患者不宜食用。

2. 榨菜在制作过程中加入了大量的盐腌渍，故其中的钠含量很高，可达4.1%以上，过多食用可导致全身水肿及腹水，引起高血压，从而影响痔疮病情的控制。

辣椒 慎食原因

● **忌吃关键词**

辣椒、刺激性、性热

● **忌吃的原因**

1. 辣椒含有辣椒素，具有强烈的刺激性，可刺激肛门和直肠，使痔静脉丛充血，影响静脉的血液回流，久之则会形成一个柔软的静脉团，即痔疮。

2. 关于辣椒的食用禁忌，许多古书中均有记载，认为辣椒性热，味辛，痔疮患者不宜食用，如《脉药连珠药性考》中便提到：辣椒多食动火，并且"久食发痔"。

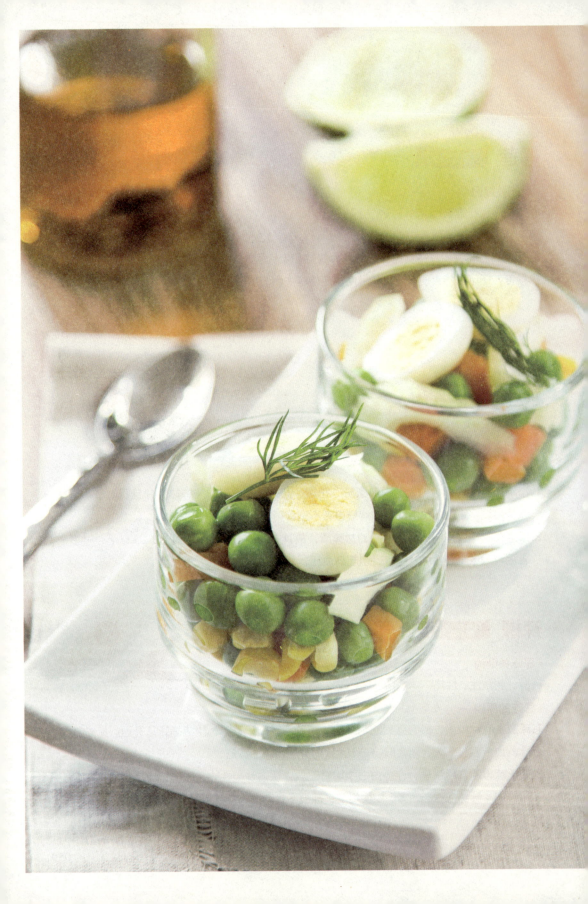

PART 03
呼吸系统慢性病

　　呼吸系统疾病主要影响气管、支气管、肺部及胸腔，病情较轻者常表现为咳嗽、胸痛、呼吸受影响，而病情较重者表现为呼吸困难、缺氧，甚至发生呼吸衰竭而导致死亡。呼吸系统疾病的死亡率在城市中占第三位，在农村占首位。与呼吸系统疾病密切相关的是空气污染及吸烟。有资料证明，空气中烟尘或二氧化硫超过$1000 \mu g/m^3$时，慢性支气管炎急性发作人数显著增多。其他粉尘如二氧化碳、煤尘、棉尘等可刺激支气管黏膜，损伤肺脏自然防御功能，为微生物入侵创造条件。而吸烟是小环境的主要污染源，与慢性支气管炎和肺癌密切相关。

　　本章选取了慢性支气管炎、哮喘、慢性肺炎等3种呼吸系统常见慢性病，详细地介绍了每种病症的定义、中医分型、饮食注意、生活保健等方面的知识，并且根据中医的分型，推荐多个有对症食疗功效的药材和食材。同时，针对不同病症，本章还列举出了不宜吃的常见食物，并且详细地解释了忌吃的原因。

慢性支气管炎

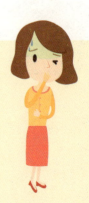

　　慢性支气管炎是由于感染或非感染因素引起的气管、支气管黏膜及其周围组织发生的慢性非特异性炎症。其病理特点是支气管腺体增生、黏液分泌增多。临床表现有连续两年以上，每次持续三个月以上的咳嗽、咳痰或气喘等症状。主要症状为清晨、夜间较多痰，痰呈白色黏液或浆液泡沫型，偶有血丝。急性发作并细菌感染时痰量增多且呈黄稠脓性痰，初咳有力，晨起咳多，白天少，睡前常有阵咳；合并肺气肿咳嗽多无力，见于喘息型、支气管痉挛伴有哮鸣音者，以老年人多见。

中医分型

　　①痰湿蕴肺型：燥湿化痰、理气止咳。

　　症状：咳嗽反复发作，早晨尤甚，咳声重浊，痰多、痰黏腻或稠厚成块、色白或带灰色，胸闷气憋，脘腹痞满，食少体倦，大便溏稀，舌苔白腻，脉象濡滑等。

　　宜：陈皮、苏子、白芥子、莱菔子、半夏、木耳、香菇、杏仁、银杏等。

　　忌：肥甘黏腻食物，如肥肉等。

　　②痰热郁肺型：清热素肺、豁痰止咳。

　　症状：咳嗽，气息粗重急促，或喉间有痰鸣声，痰多质稠黄，咳吐不爽，或有热腥味，胸胁胀满，咳时胸胁疼痛，面赤，口干而黏，口渴喜饮，舌质红、苔薄、黄腻，脉滑数。

　　宜：川贝、桑白皮、栝楼仁、款冬花、黄芩、竹茹、杏仁、银杏、枇杷、柚子、白萝卜等。

　　忌：辛辣刺激性食物、肥腻食物。

　　③肝火犯肺型：清肺泻肝、顺气降火。

　　症状：咳嗽阵作、咳时面赤，咽喉干燥，常自感痰滞咽喉，咳之难出，量少质黏，或痰如絮状，胸胁胀满，咳时痛引胁肋，口干口苦，症状可随情绪波动增减，舌质红、舌苔薄黄少津，脉弦数等。

宜：青黛、海蛤壳、桑白皮、知母、地骨皮、冬瓜、绿豆、柚子、梨等。

忌：辛辣刺激性食物、燥热性食物。

④肺阴亏虚型：滋阴润肺、止咳化痰。

症状：干咳、咳声短促，痰少、质黏色白，或痰中夹血，或声音逐渐嘶哑，口干咽燥，或午后两颧潮红，手足心热，夜寐盗汗，起病较缓慢，身体日渐消瘦，神疲乏力，舌质红、少苔，脉细数等。

宜：粳米、沙参、麦冬、玉竹、知母、猪肺、银耳、百合、山药、白萝卜、梨、海蜇等。

忌：辛辣刺激性食物、燥热伤阴食物。

饮食注意

√ 经常食用新鲜蔬菜瓜果，以确保对维生素C的吸收量，可增强机体的免疫力，适当食用含维生素A的食物，如鸡蛋、瘦肉、牛奶、鱼类、豆制品等，有保护呼吸道黏膜的作用。

√ 寒冷季节应补充一些热量高的肉类暖性食品以增强御寒能力，可适量进食羊肉、生姜等。

√ 应少量多次饮水，每日饮水量不少于1500毫升，以稀释痰液。

× 戒烟，还要避免被动吸烟，因为烟中的化学物质如焦油、尼古丁、氰氢酸等既可引起支气管的痉挛，增加呼吸道阻力，还会致癌。

× 食物不可太咸，忌油炸、肥肉等易生痰食物，忌食难消化食物。

生活保健

√ 应加强室内通风，避免吸入有害粉尘、烟雾和有害气体。

× 不能长期用消炎药物，口服消炎药物的疗程为5~7天。许多老慢支患者经常不恰当地使用消炎药物，结果产生了抗药性，使病情越来越严重。

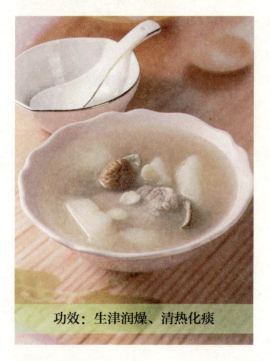

功效：生津润燥、清热化痰

雪梨川贝无花果瘦肉汤

🍲 材料

雪梨120克，无花果20克，杏仁、川贝各10克，陈皮7克，瘦肉块350克，高汤适量，盐3克

😋 做法

1. 将雪梨切块；将陈皮刮去白色部分。
2. 将瘦肉块氽水，捞出备用。
3. 砂锅中注入高汤烧开，倒入瘦肉、雪梨、无花果、杏仁、川贝、陈皮搅匀，盖上盖，以大火煮约15分钟，转至小火慢炖1~2小时至食材熟透。
4. 揭开盖，加入盐调味即可。

绿豆杏仁百合甜汤

🍲 材料

水发绿豆140克，鲜百合45克，杏仁少许

😋 做法

1. 砂锅中注入适量清水烧开，倒入洗好的绿豆、杏仁，盖上盖，烧开后用小火煮约30分钟。
2. 揭开盖，倒入洗净的鲜百合拌匀，再盖上盖，用小火煮约15分钟。
3. 揭开盖，搅拌均匀，关火后盛出煮好的甜汤，装碗即可。

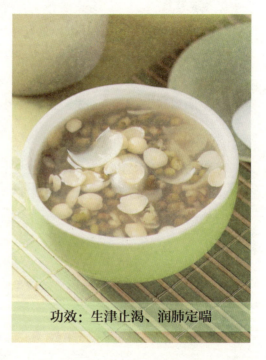

功效：生津止渴、润肺定喘

杏仁猪肺粥

🍲 材料

猪肺150克，北杏仁10克，水发大米100克，姜片、葱花各少许，盐3克，鸡粉2克，胡椒粉适量

🍜 做法

1.将洗净的猪肺切块，放清水中，加盐抓洗干净，入沸水锅中余煮后捞出。

2.砂锅中注水烧开，放入北杏仁、大米搅匀，烧开后用小火煮30分钟，倒入猪肺、姜片，用小火续煮20分钟。

3.揭盖，放入鸡粉、盐、胡椒粉，搅匀调味，放入葱花搅拌匀，盛出即可。

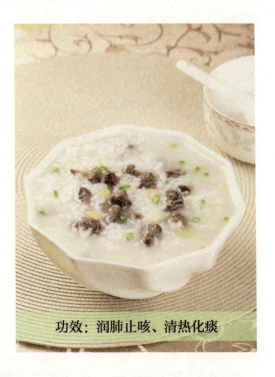

功效：润肺止咳、清热化痰

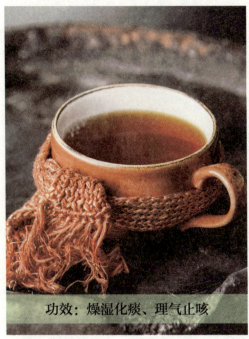

功效：燥湿化痰、理气止咳

苏子牛蒡清热茶

🍲 材料

苏子10克，牛蒡子10克，枸杞5克、绿茶5克，冰糖10克

🍜 做法

1.将枸杞洗净后与苏子、牛蒡子、绿茶一起放入锅中，加500毫升水用小火煮至沸腾。

2.将药汁倒入杯中后，再加入冰糖搅匀即可饮用。

忌吃食物

糯米　慎食原因

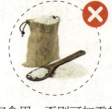

● **忌吃关键词**

性温

● **忌吃的原因**

1. 糯米性温，易助湿生痰，痰热郁肺型的慢性支气管炎患者不宜食用，否则可加重其咳嗽、痰多及质黏稠等症状。

2. 关于糯米的食用禁忌，《得配本草》早有记载："多食昏五脏，缓筋骨，发风气，生湿热，素有痰热风病及脾病不能转输者食之最能发病成积，病人及小儿最宜忌之。"

肥肉　慎食原因

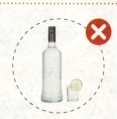

● **忌吃关键词**

荤腥、油腻、高脂肪

● **忌吃的原因**

1. 中医认为，肥肉作为荤腥、油腻的食物之一，慢性支气管炎患者食用可助湿生痰，还可能引起过敏，加重病情，使咳嗽加重。

2. 肥肉的脂肪含量很高，一般的肥猪肉的脂肪含量可达88.6%以上，脂肪具有难消化、润滑肠道的特点。而长期咳嗽的慢性支气管患者的脾肺已经很虚弱了，食用这种难消化的东西无异于火上浇油。

白酒　慎食原因

● **忌吃关键词**

刺激性

● **忌吃的原因**

1. 白酒刺激性很强，可损害支气管上皮，刺激呼吸道从而导致咳嗽，加重慢性支气管炎的病情，影响其治疗和预后。

2. 过多饮用白酒还可引起多发性神经炎、胰腺炎、造血功能障碍、胃炎、胃溃疡、高血压病等，对慢性支气管炎患者很不利。

辣椒 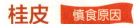 慎食原因

● 忌吃关键词

辣椒素、性热、味辛

● 忌吃的原因

1. 辣椒含有辣椒素，它具有强烈的刺激性，可刺激支气管上皮，使其黏膜充血、水肿，加重慢性支气管炎的病情。

2. 辣椒属于大辛大热之品，故凡有热证者不宜食用，所以痰热郁肺、肝火犯肺、肺阴亏虚型的慢性支气管炎患者均不宜食用。

桂皮 慎食原因

● 忌吃关键词

刺激性、性温

● 忌吃的原因

1. 桂皮作为烹饪调料时常用于烩肉时调味，其味香却辛，具有较强烈的刺激性，慢性支气管炎患者食用后，可刺激支气管黏膜充血、水肿，加重咳嗽病情。

2. 桂皮性温，有温脾暖胃、祛寒止痛的作用，但是内热较重、内火偏盛、阴虚火旺、大便燥结、痔疮等患者则不宜食用，故痰热郁肺、肝火犯肺、肺阴亏虚型的慢性支气管炎患者均不宜食用。

薄荷 慎食原因

● 忌吃关键词

刺激性

● 忌吃的原因

1. 薄荷具有特殊的芳香和辛辣感，具有一定的刺激性，可刺激支气管黏膜，使其充血、水肿，慢性支气管炎患者食用可导致炎症加重，加剧咳嗽等症状。

2. 关于薄荷的食用禁忌，《本草从新》中早有记载："辛香伐气，多服损肺伤心，虚者远之。"而《本经逢原》中也有记载说："多服久服，令人虚冷。"《本草经疏》亦云："咳嗽若因肺虚寒客之而无热症者勿服。"

哮 喘
XIAO CHUAN

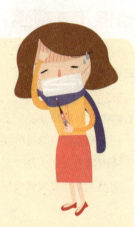

哮喘是一种慢性支气管疾病，以气道出现出现慢性炎症反应为主要特征。分为遗传性哮喘和外源性哮喘。外源性哮喘常伴有发作先兆，如发作前先出现鼻痒、咽痒、流泪、打喷嚏、干咳等，发作期出现喘息、胸闷、气短、平卧困难等。遗传性哮喘病程较长，缓解较慢。

中医分型

①冷哮证：宣肺散寒、化痰平喘。

症状：呼吸急促，喉间有哮鸣音，胸膈满闷如窒，不能平卧，咳嗽较轻，痰少咳吐不爽，面色晦暗带青，口不渴或渴喜热饮，天冷或受寒易发，畏寒怕冷，四肢冰凉，舌苔白滑，脉弦紧。

宜：麻黄、射干、天南星、厚朴、陈皮、猪肺、核桃、杏仁、羊肉等。

忌：寒凉生冷食物、刺激性食物。

②热哮证：清热宣肺、化痰定喘。

症状：呼吸气促，喉间痰鸣如吼，胸胁胀满，咳呛阵作，不能平卧，咳痰色黄或白，痰浊稠厚，排吐不利，烦闷不安，有汗，面赤口苦，口渴喜冷饮，舌红、苔黄腻，脉滑数或弦滑。

宜：款冬花、桔梗、黄芩、川贝、半夏、雪梨、银杏、冬瓜、白萝卜、香菇等。

忌：辛热刺激性食物、肥甘厚味食物。

③风痰哮证：祛风涤痰、降气平喘。

症状：喘咳胸满，不能平卧，痰涎涌盛，咳痰黏腻难出，或黄白相间，无明显寒热倾向，面色青暗，发病前患者自觉鼻、咽、耳发痒，打喷嚏，鼻塞，胸部憋闷，随即迅速发作，舌苔厚腻，脉滑实。

宜：地龙、苏子、白芥子、莱菔子、杏仁、银杏、白萝卜、海带、海蜇等。

（忌）：滋腻生痰食物，如肥肉、阿胶、蜜枣等。

④虚哮证：健脾益气、补肺纳喘。

症状：平素倦怠无力，喉中轻度哮鸣音，痰多、色白、质稀、自汗、怕风，易感冒，心慌气短、食少便稀，劳累后易发哮喘，舌质淡、苔白，脉细弱等。

（宜）：麦冬、人参、五味子、冬虫夏草、鹌鹑、香菇、黑木耳、猪肺、粳米、鸽子等。

（忌）：寒凉生冷食物、刺激性食物。

（饮食注意）

√哮喘病人急性发作时，以流质或半流质饮食为佳，调味宜清淡，避免冷食冷饮。饮食宜少吃多餐，不可过饱。

√哮喘病患者应尽量减少盐的摄入量，有研究指出，摄入过多食盐对哮喘病患者可能有致命性的威胁。

√每日饮水应达2000毫升。

×哮喘发作期内，尽量不食鱼腥海味，特别对已知易诱发哮喘的食物更应拒绝食用。

×忌食辛辣刺激性食物，如辣椒、韭菜、葱、蒜，因哮喘病人气道较为敏感，刺激性食物易引起哮喘发作。

×肥腻食物会助湿生痰，应忌食，如肥肉、红烧肉、油炸食物等。

×酒精、碳酸饮料及冷饮会使心跳加快，肺呼吸功能降低，应忌食。

（生活保健）

√哮喘病人要做到心平气和，勿过度紧张、生气、忧虑、兴奋，家人应避免刺激患者情绪。

×尽量避免接触过敏原，如花粉、粉尘，家人要禁止吸烟，避免患者被动吸烟而刺激支气管。

×老年人冬季尽量少去户外，注意预防感冒，如果外出，要戴上口罩。

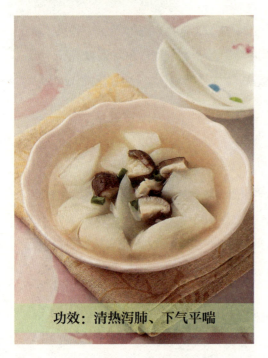

功效：清热泻肺、下气平喘

香菇白萝卜汤

🥣 材料
白萝卜块150克，香菇120克，葱花少许，盐2克，鸡粉3克，胡椒粉2克

🍚 做法
1. 锅中注水烧开，放入洗净切好的白萝卜，倒入洗好切块的香菇拌匀。
2. 盖上盖，用大火煮约3分钟，揭盖，加盐、鸡粉、胡椒粉调味，拌煮片刻至食材入味。
3. 关火后盛出煮好的汤，装入碗中，撒上葱花即可。

罗汉果银耳炖雪梨

🥣 材料
罗汉果35克，雪梨200克，枸杞10克，水发银耳120克，冰糖20克

🍚 做法
1. 将洗好的银耳切小块，备用；将洗净的雪梨切块，去核、去皮，切成丁。
2. 砂锅中注入适量清水烧开，放入洗好的枸杞、罗汉果，倒入切好的雪梨，放入银耳，盖上盖，烧开后用小火炖20分钟，至食材熟透。
3. 揭开盖，放入冰糖拌匀，略煮至冰糖溶化，盛出装入碗中即可。

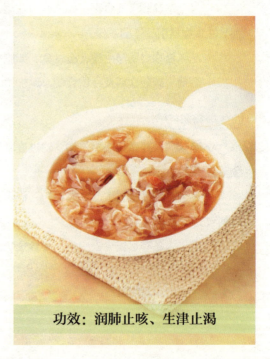

功效：润肺止咳、生津止渴

雪梨枇杷汁

🥣 材料

雪梨300克，枇杷60克

🥣 做法

1. 将洗净的枇杷去核，将果肉切成小块；将洗好去皮的雪梨切开，切成小瓣，去核，把果肉切成小块，备用。
2. 取榨汁机，倒入切好的雪梨、枇杷，注入适量矿泉水，盖上盖，选择"榨汁"功能，榨取果汁，断电后倒出果汁，装入杯中即可。

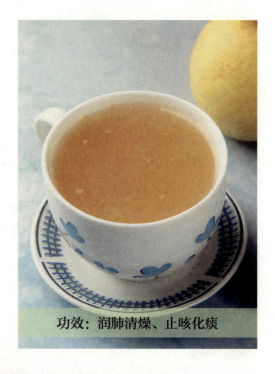
功效：润肺清燥、止咳化痰

山楂陈皮茶

🥣 材料

鲜山楂50克，陈皮10克，冰糖适量

🥣 做法

1. 将洗净的山楂去除头尾，再切开，去除果核，把果肉切成小丁块备用。
2. 砂锅中注水烧开，撒上洗净的陈皮，倒入切好的山楂，盖上盖，煮沸后用小火煮15分钟至食材析出有效成分，揭盖，加入适量冰糖拌匀。
3. 用中火续煮至冰糖完全溶化，关火后盛出煮好的陈皮茶，装入杯中即成。

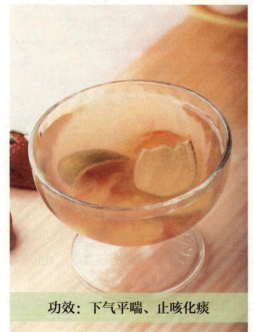
功效：下气平喘、止咳化痰

忌吃食物

螃蟹 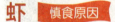 慎食原因

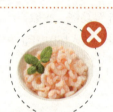

● **忌吃关键词**

高敏食物、性寒

● **忌吃的原因**

1. 螃蟹属于高敏食物，也就是民间所说的"发物"，很多哮喘患者是过敏体质，食用后，蟹肉可诱发并加剧人体的过敏反应，引起哮喘、皮疹等症，严重者还有可能引起过敏性休克。

2. 蟹肉性寒，冷哮证患者不宜食用，否则可加重其呼吸急促、痰鸣音、胸膈满闷如塞、畏寒怕冷、四肢冰凉、舌苔白滑、脉弦紧等症状。

虾 慎食原因

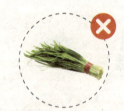

● **忌吃关键词**

高敏食物、性温

● **忌吃的原因**

1. 虾和蟹一样，属于高敏食物，对其过敏的哮喘患者食用后可能诱发其喘息、气促、咳嗽、胸闷等症状急性发作，加重哮喘的病情，严重者还可能引起过敏性休克。

2. 虾肉性温，多食可积温成热，热哮证患者不宜食用，否则可加重其胸胁胀满、咳呛阵作、痰浊稠厚，烦闷不安，舌红、苔黄腻，脉滑数或弦滑等症状。

韭菜 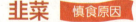 慎食原因

● **忌吃关键词**

产气、性温

● **忌吃的原因**

1. 韭菜含有大量的粗纤维，大量摄入可能会在胃肠道里产生大量的气体，出现腹部胀气的症状，腹部的胀气可使膈上抬，胸腔受压，从而使肺通气功能受到阻碍，加重哮喘患者呼吸困难的症状。

2. 韭菜性温，多食可积温成热，热哮证患者不宜食用，否则可加重其胸胁胀满，咳呛阵作、痰浊稠厚，烦闷不安，舌红、苔黄腻，脉滑数或弦滑等症状。

大葱 慎食原因

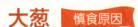

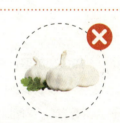

● **忌吃关键词**

刺激性

● **忌吃的原因**

1. 大葱含有挥发性硫化物，具有特殊的辛辣味，这种辛辣的刺激可使气道的炎症加重，从而加重哮喘病情。

2. 关于大葱的食用禁忌，《履巉岩本草》早有记载曰："久食令人多忘，尤发痼疾。"哮喘患者食用可诱发疾病急性发作或使病情加重。

蒜 慎食原因

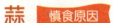

● **忌吃关键词**

刺激性、性温

● **忌吃的原因**

1. 大蒜具有药效作用是因为其含有很多的含硫化合物，这些含硫化合物俗称为大蒜精油。大蒜精油也是构成大蒜独有辛辣气味的主要物质，这种辛辣的物质可刺激气道，使炎症加重，从而加重哮喘病情。

2. 大蒜性温，关于大蒜的食用禁忌，《本草经疏》中早有记载："凡肺胃有热，肝肾有火，气虚血弱之人，切勿沾唇。"由此可见，热哮证患者不宜食用。

辣椒 慎食原因

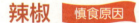

● **忌吃关键词**

刺激性、性热

● **忌吃的原因**

1. 辣椒属于大热大辛的食物，具有非常强烈的刺激性，食用后可使气道的黏膜受到刺激，使其充血、水肿，加重炎症病情，从而使哮喘病情加重。

2. 中医认为，辣椒性热，热哮证患者尤其不宜食用辣椒，否则会加重患者呼吸气粗、喉间痰鸣如吼、胸胁胀满、痰浊稠厚、排吐不利、烦闷不安、面赤口苦、苔黄腻、脉滑数或弦滑等症状。

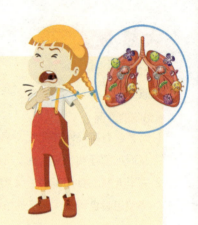

慢性肺炎
MAN XING FEI YAN

　　肺炎是指感染性肺实质的炎症，病程超过3个月者为慢性肺炎。慢性肺炎的特点是周期性的复发。在肺炎静止期体温正常，几乎没有咳嗽，但在活动时容易气喘。在恶化期常伴有肺功能不全，经常咳嗽、咳痰，出现发绀和呼吸困难，甚至出现面部水肿、发绀、胸廓变形和杵状指、趾，还可能引发肝功能障碍、白细胞增加、血沉中度增快等症状。

中医分型

①**热痰郁肺型：清热化痰、敛肺止咳。**

症状：咳嗽咳痰，黏痰不易咳出，严重者胸部膨满，伴胸中烦热，身热，有汗，渴喜冷饮，小便黄赤，大便干燥，舌质红、苔黄、脉滑数。

（宜）：鱼腥草、罗汉果、桑白皮、栝楼仁、旋覆花、竹茹、款冬花、黄芩、无花果、薏米、梨、白萝卜、银杏、杏仁、柚子等。

（忌）：辛热刺激性食物、肥甘厚味食物。

②**痰浊阻肺型：祛痰降逆、宣肺平喘。**

症状：咳嗽气喘，胸部满闷，甚则有窒息感，痰多黏稠色白，咳吐不利，兼有呕恶、纳呆，口黏不渴，苔白厚腻，脉濡滑。

（宜）：桔梗、陈皮、桑白皮、白前、白芥子、苏子、天南星、无花果、银杏、白萝卜、草菇、杏仁、薏米等。

（忌）：滋腻生痰食物。

③**气阴两虚型：补肺、益气、养阴。**

症状：咳嗽、喘促、短气，气怯声低，喉有鼾声，咳声低弱，痰液稀薄，自汗、恶风，或咳呛痰少质黏，烦热口干，咽喉不利，面潮红，舌质淡红或舌红少苔，脉象软弱或细数。

宜：麦冬、人参、沙参、白术、党参、阿胶、甲鱼、猪肺、百合、银耳、木耳、草菇等。

忌：大寒大热、耗气伤阴食物。

④肾虚不纳型：补肾纳气、定喘止咳。

症状：咳嗽喘促日久，动则喘甚，呼吸困难，神疲乏力、精神萎靡，汗出肢冷，面青唇紫，舌苔淡白或黑润，脉微细。或喘咳，面红烦躁，足冷，汗出如油，舌红少苔，脉细数。

宜：人参、五味子、桔梗、甲鱼、鹌鹑、板栗、银杏、莲子、核桃、木耳等。

忌：寒凉生冷食物、刺激性食物。

饮食注意

√ 给予患者高营养饮食，鼓励患者多饮水，病情危重高热者可给予清淡易消化的半流质饮食。

√ 应少食多餐，每餐不宜吃太饱，餐前可休息，餐后不要立刻躺下。

√ 可增加坚果类食物，这样不仅可摄入热量还能减轻呼吸的负担。

√ 应摄入足够的水果和蔬菜以补充维生素，进而增加机体的抵抗力。

× 忌食辛辣刺激性食物，忌食肥腻食物，以免加重咳嗽、咳痰。

生活保健

√ 呼吸困难、口唇发紫的患者，可用枕头等物将背垫高呈半躺半坐位，宜经常变换体位。

√ 痰液较多者，可以帮病人叩捶胸背，定时翻身，还可让病人深呼吸等以促进痰液的排出。

√ 经常进行户外活动，增强机体耐寒性。

√ 室内宜常通风换气，保持空气新鲜。

√ 打喷嚏、咳嗽时用卫生纸掩住口鼻，注意个人卫生，勤洗手。

× 在感冒易发季节或身体抵抗力弱时，勿去公共场所，避免和感冒的人接触。

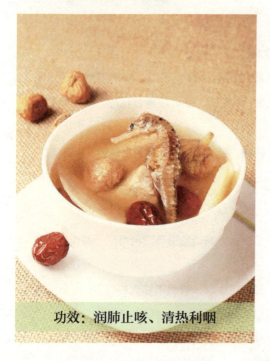

功效：润肺止咳、清热利咽

海马无花果瘦肉汤

材料

瘦肉200克，红枣、枸杞各15克，海马2只，山药、无花果各30克，姜片、盐各少许

做法

1. 洗净的瘦肉切块，放入开水锅中汆煮片刻，捞出备用。
2. 砂锅中注入适量清水，倒入瘦肉、姜片及其他食材，拌匀，加盖，大火煮开转小火煮3小时至食材熟软，揭盖，加入盐，搅拌片刻至入味。
3. 关火后盛出煮好的汤，装碗中即可。

百合枇杷炖银耳

材料

水发银耳70克，鲜百合35克，枇杷30克，冰糖10克

做法

1. 洗净的银耳去蒂，切成小块；洗好的枇杷去核，再切成小块，备用。
2. 锅中注入适量清水烧开，倒入备好的枇杷、银耳，放入百合，盖上盖，烧开后用小火煮约15分钟，揭盖，加入冰糖，拌匀，煮至溶化。
3. 关火后盛出炖煮好的汤即可。

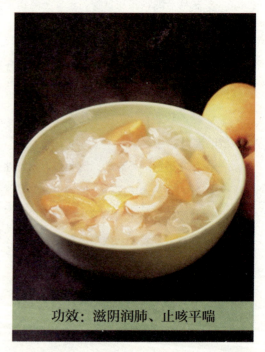

功效：滋阴润肺、止咳平喘

罗汉果杏仁猪肺汤

🍅 材料

罗汉果5克，杏仁30克，姜片35克，猪肺400克，料酒10毫升，盐2克，鸡粉2克

🍲 做法

1. 处理好的猪肺切成小块，备用。
2. 锅中注水烧热，倒入猪肺汆煮，捞出后洗净。
3. 砂锅中注水烧开，放入罗汉果、杏仁、姜片、猪肺，淋入料酒，盖上盖，用小火炖1小时至食材熟透。
4. 揭开盖，放入盐、鸡粉拌匀调味，盛出炖煮好的汤，装入碗中即可。

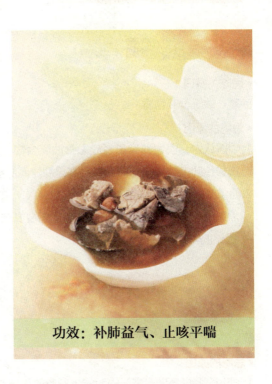

功效：补肺益气、止咳平喘

银耳核桃蒸鹌鹑蛋

🍅 材料

水发银耳150克，核桃25克，熟鹌鹑蛋10个，冰糖20克

🍲 做法

1. 将泡发好的银耳切去根部，切成小朵，备好的核桃用刀背拍碎。
2. 备好蒸盘，摆入银耳、核桃碎，再放入鹌鹑蛋、冰糖，待用。
3. 电蒸锅注水烧开，放入食材，盖上锅盖，定时20分钟，待时间到，揭开盖将食材取出即可。

功效：清热润肺、消炎化痰

油条　慎食原因

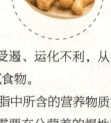

- **忌吃关键词**

油腻、缺乏营养物质

- **忌吃的原因**

1. 中医认为，慢性肺炎患者应忌食油腻食物，否则可导致中焦受遏、运化不利，从而加重慢性肺炎的病情，而油条经高温油炸而制成，属于典型油腻食物。
2. 油条经高温油炸而成，油温可高达190℃，在如此高温下，油脂中所含的营养物质如必需脂肪酸、维生素等基本上已经全部被氧化破坏了，这对于需要充分营养的慢性肺炎患者非常不适宜。

肥肉　慎食原因

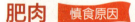

- **忌吃关键词**

高脂肪

- **忌吃的原因**

1. 肥肉的脂肪含量很高，一般的半肥瘦的猪肉，每100克中含有的脂肪量可达37克以上，属于典型的油腻食物，所以慢性肺炎患者不宜食用，否则可导致中焦受遏、运化不利，从而加重慢性肺炎的病情。
2. 慢性肺炎患者需摄入充足的营养物质，而食用肥肉会影响其他营养物质的吸收，从而影响身体的恢复。

桃子　慎食原因

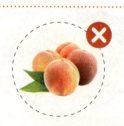

- **忌吃关键词**

大分子物质、性温

- **忌吃的原因**

1. 桃子含有大量的大分子物质，不容易消化。慢性肺炎病程较长，患者体质较虚弱，胃肠功能也较弱，食用桃子无疑会增加胃肠的负担，易出现消化不良、腹胀等症状，不利于慢性肺炎的病情。
2. 桃子性温，多食易助热上火，热痰郁肺型的慢性肺炎患者不宜食用，否则可加重其咳嗽咳痰、胸中烦热、身热有汗、渴喜冷饮、小便黄赤、大便干燥、脉滑数等症状。

咖啡　慎食原因

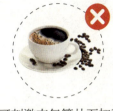

• **忌吃关键词**

咖啡因

• **忌吃的原因**

1. 咖啡中含有咖啡因，咖啡因是一种黄嘌呤生物碱化合物，它可刺激支气管从而加重咳嗽，故慢性肺炎患者不宜饮用。

2. 咖啡因同时也是一种中枢神经兴奋剂，有提神醒脑之功用，但是如果长期饮用或一次性饮用过多，可影响睡眠质量，对慢性肺炎患者的病情不利。

辣椒　慎食原因

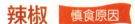

• **忌吃关键词**

辣椒素、刺激性、性热

• **忌吃的原因**

1. 辣椒含有辣椒素，具有强烈的刺激性，可刺激呼吸道黏膜，使其高度充血、水肿，不利于慢性肺炎的病情。

2. 辣椒属于大热之品，热痰郁肺型的慢性肺炎患者不宜食用，否则可加重其咳嗽咳痰、胸部膨满、胸中烦热、身热、渴喜冷饮、小便黄赤、大便干燥、脉滑数等症状。

芥末　慎食原因

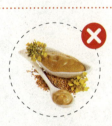
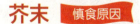

• **忌吃关键词**

刺激性、性温

• **忌吃的原因**

1. 芥末有很强的解毒功能，能解鱼蟹之毒，所以常搭配生鱼食用，而芥末最大的特点是它具有强烈刺激性的辣味，这种辣味来源于它含有的芥子油，这种强烈刺激性的辣味对慢性肺炎患者也是很不利的，它可刺激呼吸道的黏膜，使其充血、水肿。

2. 芥末性温，慢性肺炎患者要慎食，特别是热痰郁肺型的慢性肺炎患者，食用后可加重其咳嗽咳痰、胸中烦热、身热、渴喜冷饮、小便黄赤、大便干燥、脉滑数等症状。

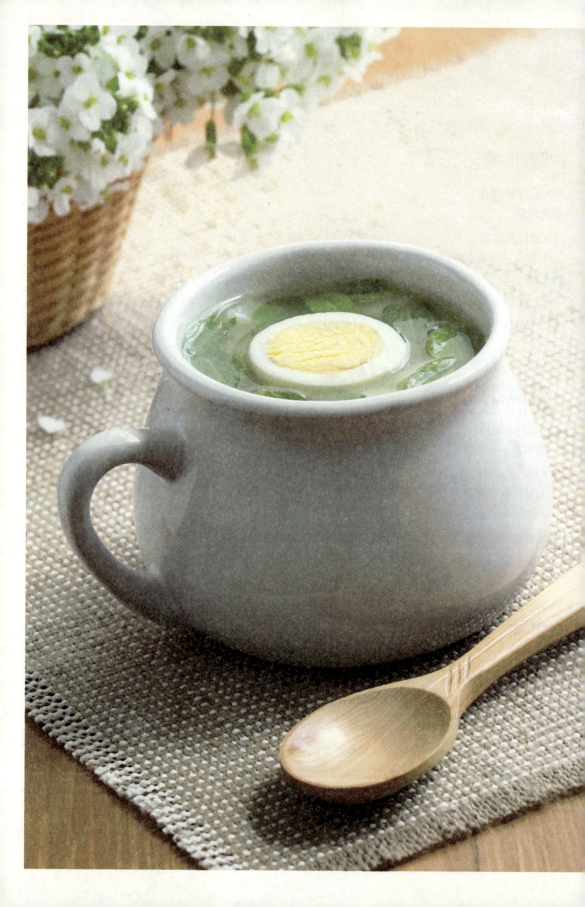

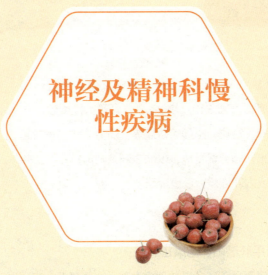

神经及精神科慢性疾病

神经及精神疾病主要是指神经系统病变，行为、心理活动紊乱的疾病。2002年的《中国精神卫生工作规划2002-2010年》中指出："全球约有4.5亿人患有神经精神疾病，占全球疾病负担的近11%。我国目前精神疾病患者约有1600万人，600万癫痫患者。世界卫生组织推算，中国神经精神疾病负担在2020年会上升至疾病总负担的四分之一。"

本章选取了头痛、神经衰弱、更年期综合征等3种神经及精神系统的常见慢性病，详细地介绍了每种病症的定义、中医分型、饮食注意、生活保健等方面的知识，并且根据中医的分型，针对每一种病症，推荐了多种有对症食疗功效的药材和食材。同时，针对不同病症，我们还列举出了忌吃的常见食物，并且详细地解释了忌吃的原因。

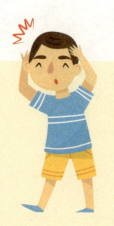

TOU TONG
头痛

头痛分为外感头痛和内伤头痛，慢性头痛多为内伤头痛，主要是因脏腑、气血损伤，或痰湿、火邪上扰所致的头痛，多表现为胀痛、隐痛、空痛、昏痛等，痛势悠悠。一般起病较缓，时作时止，遇劳累受风，或情志刺激则常易发作，并有脏腑气血不足或内邪证候，以虚证居多。

中医分型

①肝阳型：平肝潜阳、熄风止痛。

症状：头胀痛而目眩，多以头顶痛为著，心烦易怒，夜不得安眠或伴有胁肋疼痛，头晕耳鸣，面红口苦，舌红苔黄，脉弦数。

宜：天麻、钩藤、冬虫夏草、菊花、枸杞、栀子、决明子、夏枯草、金枪鱼、鸭肉、芹菜、苦瓜、冬瓜等。

忌：燥热、辛辣、刺激性食物。

②血虚型：滋阴养血、活络止痛。

症状：头痛伴头晕，心悸不宁，神疲乏力，面色苍白，舌质淡、苔薄白，脉细数等。

宜：当归、熟地、白芍、川芎、猪心、桂圆、三文鱼、猪肝、菠菜等。

忌：寒凉生冷食物。

③痰浊型：健脾燥湿、降逆化痰。

症状：头痛昏蒙，胸脘满闷，恶心，呕吐痰涎，舌苔白腻，脉滑或弦滑等。

宜：半夏、白术、天麻、茯苓、陈皮、核桃、白扁豆、薏米、香菇等。

忌：肥腻生痰食物、生冷食物。

④肾虚型：滋阴补肾、填精生髓。

症状：头痛而空，眩晕耳鸣，腰膝酸软，神疲乏力，失眠健忘，男子遗精滑泄，女子带下异常，舌红少苔，脉沉细无力。

（宜）：龟板、人参、山茱萸、熟地、杜仲、山药、核桃、黑芝麻、黑豆、黑米、乌鸡等。

（忌）：寒凉生冷食物。

⑤血瘀型：活血化瘀、通窍止痛。

症状： 头痛经久不愈，痛处固定不移，痛如针刺，舌质紫暗或有瘀斑、苔薄白，脉细或脉细涩。

（宜）：桃仁、红花、川芎、赤芍、鱼头、猪心、红枣、桂圆、木耳等。

（忌）：辛辣刺激性食物、寒凉生冷食物。

饮食注意

√ 多吃一些高纤维的蔬菜和水果，以补充人体所必需的营养素。

√ 痰浊型以及肝阳型头痛患者应注意饮食调剂，克服偏食习惯，减少摄入脂肪含量过多的食物，如肥肉、动物内脏、油炸食物等。

√ 血虚型头痛的患者应多食具有补益气血作用的食物，如红枣、桂圆、阿胶、猪心、猪肝等。

× 忌暴饮暴食，以免损伤脾胃，避免食用容易诱发头痛的食物，如咖啡、茶、可乐以及含酒精的饮料等。

生活保健

√ 经常进行头部按摩，或者每天早上坚持用梳子梳头，注意要按照由上而下的顺序进行梳理，一方面可以疏通头部经络，另一方面也可以疏散局部的热邪，以达到清热止痛的作用。

√ 出现持续头痛，应尽早去医院做头部CT检查，看看是不是有肿瘤等恶性病变，以便及时治疗。

√ 在气候多变的季节，要根据天气的变化随时增减衣服，避免受风受寒而诱发或加重头痛。

× 忌睡眠过多。应保证充足的睡眠，但避免睡眠过多，以免睡醒后出现头痛症状。

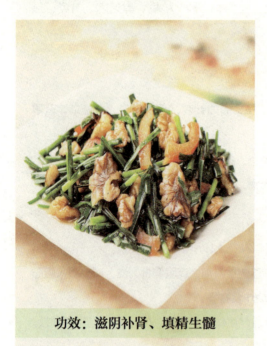

功效：滋阴补肾、填精生髓

韭菜炒核桃仁

🥣 材料
韭菜200克，核桃仁40克，彩椒30克，盐3克，鸡粉2克，食用油适量

🍲 做法
1. 将韭菜切段，将彩椒切粗丝。
2. 将核桃仁放入开水锅中稍煮后捞出。
3. 用油起锅，烧至三成热，倒入核桃仁，略炸片刻，捞出沥油待用；锅底留油烧热，倒入彩椒丝爆香，放入韭菜炒至断生，加盐、鸡粉炒匀调味，再放入炸好的核桃仁翻炒至入味。
4. 关火后盛出炒好的食材，装盘即可。

山药红枣鸡汤

🥣 材料
鸡肉400克，山药230克，红枣、枸杞、姜片各少许，盐、鸡粉各2克，料酒4毫升

🍲 做法
1. 将洗净去皮的山药切开，再切滚刀块；将洗好的鸡肉切块，余水后备用。
2. 将砂锅中注入适量清水烧开，倒入鸡肉块，放入红枣、姜片、枸杞、山药块，淋入料酒，盖上盖，用小火煮40分钟至食材熟透。
3. 加盐、鸡粉搅拌入味，关火后盛出煮好的汤，装入碗中即可。

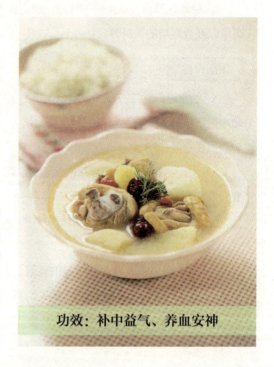

功效：补中益气、养血安神

茯苓百合排骨汤

材料

茯苓、生地各10克，芡实、龙牙百合、赤小豆、薏苡仁各30克，排骨块200克，盐2克

做法

1. 将茯苓、生地装入隔渣袋，倒入清水泡发8分钟；将赤小豆、龙牙百合、芡实、薏苡仁分别泡好；排骨块余水。
2. 砂锅中注水，倒入排骨块、茯苓、生地、赤小豆、芡实、薏苡仁拌匀，大火煮开转小火煮100分钟，加入龙牙百合煮至熟，加盐，搅拌入味即可。

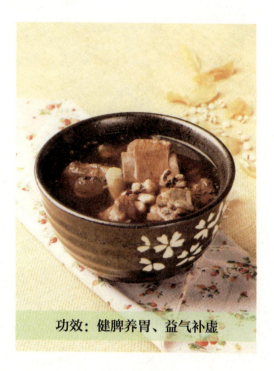

功效：健脾养胃、益气补虚

鸭肉炒菌菇

材料

鸭肉170克，白玉菇100克，香菇60克，彩椒、圆椒各30克，姜片、蒜片各少许，盐、鸡粉、料酒、食用油各适量

做法

1. 香菇切片；白玉菇切去根部；彩椒、圆椒切粗丝；将鸭肉切条，放入碗中，加盐、料酒、食用油腌渍约10分钟。
2. 将香菇、白玉菇、彩椒、圆椒焯水。
3. 用油起锅，放姜片、蒜片爆香，倒入鸭肉炒至变色，放入焯好的食材炒匀，加盐、鸡粉调味即可。

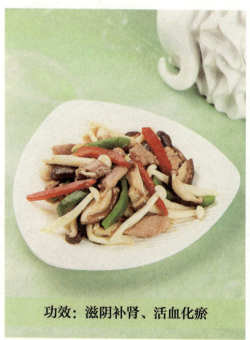

功效：滋阴补肾、活血化瘀

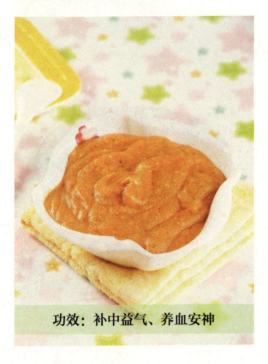

功效：补中益气、养血安神

红枣枸杞米糊

🍚 材料

米碎50克，红枣20克，枸杞10克

😋 做法

1. 将洗净的红枣去除果核，再切成丁。
2. 取榨汁机，选择搅拌刀座组合，放入洗好的枸杞、红枣丁、米碎，盖上盖子，通电后选择"搅拌"功能，搅拌片刻，至全部食材成碎末，断电后取出搅拌好的食材，即成红枣米浆。
3. 汤锅上火烧热，倒入红枣米浆，用小火煮片刻至米浆呈糊状，关火后盛出煮好的米糊，装在碗中即可。

牛肉海带碎米糊

🍚 材料

牛肉45克，上海青60克，海带70克，大米65克，盐2克

😋 做法

1. 将上海青、海带切成粒；将牛肉剁成肉末；将大米磨成米粉。
2. 汤锅中注水烧热，倒入米粉搅匀，使其溶于热水中，再倒入海带、牛肉末，搅拌一会儿，至牛肉断生，转用中火煮干水分，制成米糊。
3. 调入盐，再撒上切好的上海青，稍煮片刻，盛出即可。

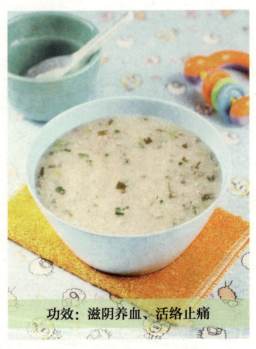

功效：滋阴养血、活络止痛

蔬菜三文鱼粥

🍅 材料

三文鱼120克，胡萝卜50克，芹菜20克，盐、鸡粉、水淀粉、大米、食用油各适量

🍚 做法

1. 将洗净的芹菜、胡萝卜切成粒；将洗好的三文鱼切成片，放少许盐、鸡粉、水淀粉，腌渍15分钟至入味。
2. 砂锅注水烧开，倒入大米，加食用油拌匀，慢火煲30分钟至大米熟透。
3. 揭盖，倒入胡萝卜粒，慢火煮5分钟，加入三文鱼、芹菜煮沸，加盐、鸡粉调味即可。

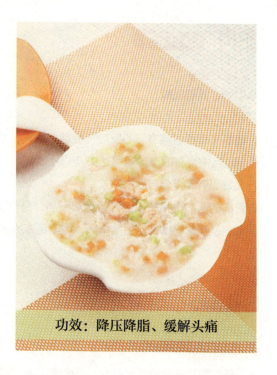

功效：降压降脂、缓解头痛

天麻川芎枣仁茶

🍅 材料

天麻6克，川芎5克，枣仁10克

🍚 做法

1. 将天麻洗净，用淘米水泡软后切片，将川芎、枣仁洗净。
2. 将天麻、川芎、枣仁一起放入锅中，加水烧开，煮15分钟。
3. 将药汁倒入碗中，代茶饮。每日上午、下午各1杯。

功效：滋阴潜阳、镇静止痛

肥肉 　慎食原因

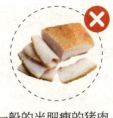

- **忌吃关键词**

高脂肪、高胆固醇

- **忌吃的原因**

1. 很多头痛患者伴有恶心呕吐的症状。肥肉的脂肪含量很高，一般的半肥瘦的猪肉，每100克中含有的脂肪量可达37克以上，脂肪不容易消化，可加剧恶心呕吐的症状，故头痛患者不宜食用肥肉。

2. 肥肉的脂肪含量和胆固醇含量都很高，经常食用会使血脂水平升高，使血液黏稠度升高，从而影响脑部的血液循环，加剧头痛的症状。

香肠 　慎食原因

- **忌吃关键词**

高脂肪、高胆固醇

- **忌吃的原因**

1. 香肠的脂肪含量也是极高的，一般的香肠可高达40.7%，所以，它和肥肉一样，其中丰富的脂肪不容易被消化，从而加重头痛患者恶心呕吐的症状。

2. 香肠的脂肪含量和胆固醇含量都很高，经常食用会使血脂水平升高，使血液黏稠度升高，从而影响脑部的血液循环，加剧头痛的症状。

松花蛋 　慎食原因

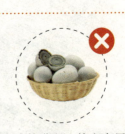

- **忌吃关键词**

高盐、高胆固醇

- **忌吃的原因**

1. 松花蛋在加工过程中加入了大量的盐，食用后可引起血管内水分的潴留，使血容量增加，从而加重头痛的病情。

2. 松花蛋的胆固醇含量很高，食用后会使血脂水平升高，使血液黏稠度增大，而且低密度胆固醇堆积在血管内壁可使管腔狭窄，影响血液循环，加剧头痛的症状。

白酒 慎食原因

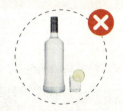

• **忌吃关键词**

酒精、杂醇油

• **忌吃的原因**

1.白酒的酒精浓度很高，会刺激自主神经，扩张血管，使肌肉萎缩，从而引起头痛。

2.白酒中富含杂醇油，它的毒性和麻醉作用比酒精强，在人体内的氧化速度比酒精慢，正因为如此，它可以让人在酒醉之后持续头痛。

浓茶 慎食原因

• **忌吃关键词**

茶碱

• **忌吃的原因**

1.浓茶中含有较多的茶碱，茶碱具有较强的刺激性，有兴奋中枢神经的作用，长期饮用会使脑血管长时间处于充血状态，可导致心率加快，小动脉痉挛，从而导致头痛症状加重。

2.充足良好的睡眠对头痛病情的恢复具有重要的意义，而浓茶具有兴奋中枢神经的作用，长期饮用还会影响睡眠质量，甚至导致神经衰弱，不利于头痛的病情。

冰淇淋 慎食原因

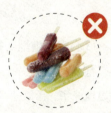

• **忌吃关键词**

温度差

• **忌吃的原因**

在夏天特别受欢迎，它具有清凉解暑的作用，但是有头痛史或者头痛的人应尽量少吃或不吃。这是因为，冰淇淋的温度和人体的温度相差甚大，会对口腔黏膜造成很强的刺激，使腭部皮肤的神经产生放射性的疼痛，导致有头痛史的患者头痛发作，出现双目紧闭、头痛难忍等症状，甚至会出现耳鸣目眩、恶心呕吐等。

神经衰弱

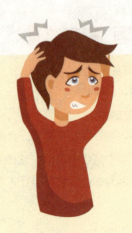

神经衰弱是神经症的一种。主要临床症状有注意力难集中，记忆力减退，失眠，不易入睡，入睡后多梦，头昏脑涨。病情加重时可见对强光和高度过度敏感、头痛、眼花、耳鸣、腰酸背痛、心慌、气短、食欲不振等症状。

中医分型

①**肝火扰心型：疏肝泻热、镇心安神。**

症状：失眠多梦，性情急躁易怒，不思饮食，口渴喜饮，目赤口苦，小便黄赤，大便秘结，舌红苔黄，脉弦而数。

（宜）龙胆草、栀子、泽泻、生地、绿豆、芥蓝、冬瓜、苦瓜、猕猴桃等。

（忌）燥热性食物、辛辣刺激性食物。

②**痰热扰心型：清热化痰、和中安神。**

症状：失眠，头部有沉重感，痰多胸闷，不欲饮食，吞酸恶心，心烦口苦，目眩，苔黄腻，脉滑数。

（宜）黄连、竹茹、半夏、枳实、陈皮、茯苓、木耳、绿豆、薏米、香菇、白萝卜等。

（忌）肥腻、热性、辛辣刺激性食物。

③**心脾两虚型：补益心脾、养血安神。**

症状：失眠多梦、心悸、眩晕、健忘、食少、大便稀溏、倦怠乏力、面色苍白或萎黄无华、舌淡苔薄、脉细弱。

（宜）灵芝、当归、白术、党参、黄芪、鸡心、猪心、大麦、小麦、桂圆等。

（忌）寒凉生冷食物、滑肠通便食物。

④**心肾不交型：滋阴降火、交通心肾。**

症状：心烦失眠、头晕头痛、心悸、健忘，伴耳鸣、腰膝酸软、五心烦热、口干、舌红少苔、脉细数。

（宜）：黄连、肉桂、熟地、山药、山茱萸、泽泻、丹皮、猪心、百合、甲鱼、绿豆、木耳、西瓜。

（忌）：辛辣刺激性食物、燥热性食物。

⑤心胆气虚型：益气镇惊，安神定志。

症状：失眠多梦，易惊醒，胆怯心悸，遇事善惊，气短倦怠，小便清长，舌质淡，脉弦细。

（宜）：人参、远志、石菖蒲、茯苓、酸枣仁、猪心、鸡心、百合、核桃、桂圆、大麦等。

（忌）：寒凉生冷食物。

饮食注意

√ 饮食宜清淡、营养均衡，多食富含维生素C的食物。

√ 缺乏营养时也会出现神经衰弱的症状，因此要多食对大脑有益的食物，如坚果类、豆类、贝类、鱼类、虾、奶类、蛋类等。

× 应减少摄入茶和咖啡，尤其在睡前要绝对禁止食用，因为这些食物会影响睡眠质量。

× 忌食辛辣食物，忌油炸食品，忌烟酒。忌吃肥腻、难消化的食物，如烤鸭、香肠、肥肉等。

生活保健

√ 学会自我调节，加强自身修养，以适当方式宣泄，减轻心理压抑和精神紧张程度。

√ 正确认识自己，尽量避免做力所不及的事情，培养豁达开朗的性格。

√ 老年神经衰弱的表现往往比较复杂，并可能伴有其他老年人常见疾病。因此，如果出现老年神经衰弱症状，一定要尽快去医院检查，寻求医生的帮助。

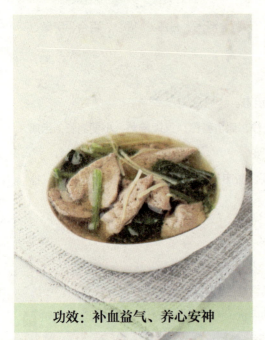

功效：补血益气、养心安神

双仁菠菜猪肝汤

材料

猪肝200克，柏子仁10克，酸枣仁10克，菠菜100克，姜丝少许，盐2克，鸡粉2克，食用油适量

做法

1. 将柏子仁、酸枣仁装入隔渣袋；将洗好的菠菜切段；将处理好的猪肝切成片。
2. 砂锅中注水烧热，放入隔渣袋，盖上盖，用小火煮15分钟，取出隔渣袋，放入姜丝，淋入食用油，倒入猪肝片、菠菜段煮至沸，放盐、鸡粉拌匀调味即可。

太子参百合甜汤

材料

鲜百合50克，红枣15克，太子参8克，白糖15克

做法

1. 砂锅中注入适量清水烧开，倒入洗净的太子参、红枣，放入洗好的百合。
2. 盖上盖，煮沸后用小火煮约20分钟，至食材熟软，揭盖，撒上白糖，搅拌匀，转中火再煮片刻，至糖分完全溶化。
3. 关火后盛出煮好的百合甜汤，装入汤碗中即可。

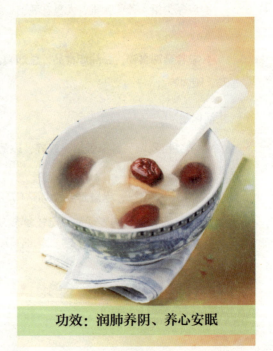

功效：润肺养阴、养心安眠

酸枣仁小米粥

🍲 材料

水发小米230克，红枣、酸枣仁各少许，蜂蜜适量

😋 做法

1. 砂锅中注水烧开，倒入酸枣仁，盖上盖，用中小火煮约20分钟至其析出有效成分，揭盖，捞出酸枣仁。
2. 倒入洗好的小米，放入洗净的红枣，搅拌均匀，盖上盖，烧开后用小火煮约45分钟至食材熟透。
3. 揭盖，加入蜂蜜，用勺搅拌均匀，关火后盛出煮好的粥，装入碗中即可。

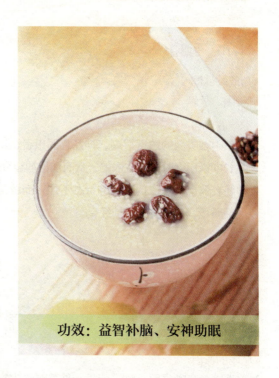

功效：益智补脑、安神助眠

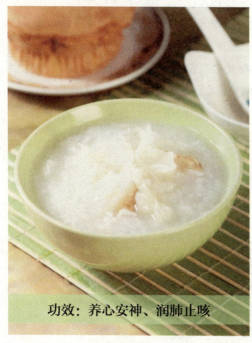

功效：养心安神、润肺止咳

天花粉银耳百合粥

🍲 材料

天花粉10克，百合20克，水发银耳30克，水发大米100克，冰糖15克

😋 做法

1. 将洗好的银耳切成小块，备用。
2. 砂锅中注水烧开，倒入大米搅拌匀，放入天花粉、银耳，搅拌均匀，盖上盖，用小火煮30分钟至食材熟软。
3. 揭开盖，倒入洗净的百合，续煮10分钟至食材熟透，加入冰糖，搅拌匀，略煮一会儿至冰糖溶化。
4. 盛出煮好的粥，装入碗中即可。

浓茶 　忌食原因

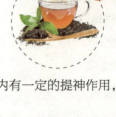

● **忌吃关键词**

咖啡因、茶碱

● **忌吃的原因**

1. 浓茶中咖啡因的浓度很高，神经衰弱患者饮用后，在短时间内有一定的提神作用，但是长期饮用会对此形成依赖，从而加重神经衰弱症的病情。

2. 神经衰弱患者往往伴有精神状态不佳，而浓茶中含有兴奋神经的茶碱，会影响患者的睡眠质量，久之会加重神经衰弱。

咖啡 　忌食原因

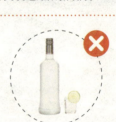

● **忌吃关键词**

咖啡因、中枢神经兴奋剂

● **忌吃的原因**

1. 咖啡中含有咖啡因，咖啡因是一种黄嘌呤生物碱化合物，是一种中枢神经兴奋剂，它对于一般人来说有提神的作用，但是对于有焦虑失调倾向的人来说，咖啡因可使其病情加重，使手心冒汗、心悸、耳鸣等症状恶化。

2. 上面提到，咖啡中含有的咖啡因是一种中枢神经兴奋剂，如果饮用过多或不正当地饮用就会影响睡眠质量，造成失眠，恶劣的精神状态可加重神经衰弱患者的病情。

白酒 　忌食原因

● **忌吃关键词**

酒精、铅

● **忌吃的原因**

1. 白酒的主要成分是酒精，酒精主要损害人的中枢神经系统，它可使神经系统出现兴奋状态，然后转归到高度的抑制状态，严重破坏神经系统的正常功能，从而引发焦虑、抑郁、意识障碍等病症，加重神经衰弱患者的病情。

2. 白酒中通常还含有铅，铅具有一定的毒性，长期饮酒，可导致慢性铅中毒，从而导致头痛、睡眠不好、记忆力减退等症状，加重神经衰弱患者的病情。

辣椒 　慎食原因

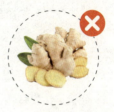

• **忌吃关键词**

辣椒素、刺激性、性热

• **忌吃的原因**

1. 辣椒含有辣椒素，具有强烈的刺激性，它会刺激交感神经，使神经处于兴奋状态，不利于神经衰弱症的病情。

2. 辣椒性大热，肝火扰心、痰热扰心型的神经衰弱患者均不宜食用，否则可加重其失眠多梦、性情急躁易怒、不思饮食、口渴喜饮、目赤口苦、小便黄赤、大便秘结等症状。

生姜 　慎食原因

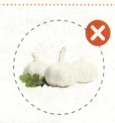

• **忌吃关键词**

刺激性、性微温

• **忌吃的原因**

1. 生姜味辛，含有芳香性挥发油脂"姜油酮"，其刺激性很强，它会刺激交感神经，使神经处于兴奋状态，不利于神经衰弱症的病情。

2. 生姜性微温，多食可积温成热，肝火扰心、痰热扰心型的神经衰弱患者均不宜食用，否则可加重其失眠多梦、性情急躁易怒、不思饮食、口渴喜饮、目赤口苦、小便黄赤、大便秘结等症状。

大蒜 　慎食原因

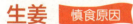

• **忌吃关键词**

大蒜精油、性温

• **忌吃的原因**

1. 大蒜具有药效是因为其含有很多的硫化物，这些硫化物又统称为大蒜精油。大蒜精油也是构成大蒜独有的辛辣气味的主要物质，这种辛辣的物质会刺激交感神经，使神经处于兴奋状态，不利于神经衰弱症的病情。

2. 大蒜性温，多食可积温成热，肝火扰心、痰热扰心型的神经衰弱患者均不宜食用，否则可加重其失眠多梦、急躁易怒、口渴喜饮、目赤、小便黄赤、大便秘结等症状。

更年期综合征

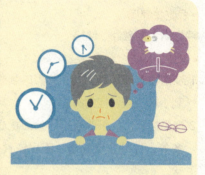

更年期综合征可分为男性更年期综合征和女性更年期综合征两种，其中女性较常见，主要是由于激素水平下降所致。更年期妇女由于卵巢功能减退，垂体功能亢进，分泌过多的促性腺激素，引起植物神经功能紊乱。本节主要介绍女性更年期综合征，其主要表现为月经紊乱、烦躁易怒、心悸失眠、潮热汗出、情绪失常、面浮肢肿、血压波动、腰腿酸软、神疲乏力等。

中医分型

①**肾阴虚型：滋阴补肾、育阴潜阳。**

症状：头晕耳鸣，腰酸腿软，潮热汗出，五心烦热，失眠多梦，咽干口燥，严重者出现皮肤瘙痒，月经紊乱、量少或多、经色鲜红，舌质红、苔少，脉细数等。

宜：首乌、当归、女贞子、黄精、熟地、龟胶、甲鱼、乌鸡、墨鱼、鲍鱼、黄花菜、牡蛎、蛤蜊、桑葚、葡萄等。

忌：辛辣刺激性食物、燥热伤阴食物。

②**肾阳虚型：温补肾阳。**

症状：头晕耳鸣，腰痛如折，腹部冷痛，形寒肢冷，小便清长频数，月经量多或少，色淡质稀，精神倦怠，面色晦暗，舌淡苔白，脉沉迟。

宜：菟丝子、杜仲、山茱萸、当归、肉桂、牛尾、韭菜、羊肉、狗肉、桂圆、荔枝等

忌：寒凉生冷食物。

③**肾阴阳两虚型：阴阳双补。**

症状：月经紊乱，量少或多，忽寒忽热，潮热汗出，头晕耳鸣，失眠健忘，腰背冷痛，舌淡苔白，脉沉弱。

ⓘ：当归、何首乌、菟丝子、女贞子、知母、巴戟天、仙茅、牡蛎、甲鱼、牛尾、鲍鱼、兔肉、韭菜、羊肉等。

ⓘ：生冷食物。

饮食注意

√ 多食用谷物、蔬菜和水果，严格控制动物蛋白和脂肪的摄入，每天饮用新鲜牛奶，定量补充维生素（维生素A、B族维生素、维生素C、维生素D、维生素E和叶酸）和矿物质（钙、镁、磷、铁、锌、钠、钾和碘）。

√ 多饮水，保证大小便通畅。

× 忌酒，戒烟，控制茶、咖啡的摄入量，忌食辛辣刺激性食物。

× 避免食用含有食物添加剂、类激素、农药和有毒物质的农产品和保健品。

生活保健

√ 按摩疗法：

①每天按摩颈部的风池穴、天柱穴和腹部的期门穴、气海穴、关元穴各50次，力度宜轻缓。

②每天按压背部的肝俞穴、肾俞穴、肓俞穴、脾俞穴、命门穴、长强穴，各50~100次，力度宜稍重，以有酸痛感为宜。

③每天点按腿部的血海和足部的三阴交穴、阳陵泉穴、足三里穴各50次，力度稍重，以胀痛为宜。

④每天揉搓足底部的涌泉穴100次，力度以有酸麻感为宜。

√ 根据个人生物钟，依季节和气候养成规律的生活习惯，保证充足的睡眠，保持良好的精神状态。

√ 定期体检和及时治疗非常重要，目的是防治雌激素缺乏和老年疾病，以及一系列的妇科疾病，做到早发现、早治疗。

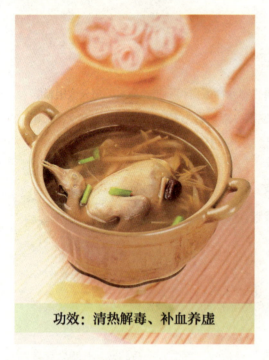

黄花菜炖乳鸽

材料

乳鸽肉400克，水发黄花菜100克，红枣20克，枸杞10克，花椒、姜片、葱段各少许，盐、鸡粉各2克，料酒7毫升

做法

1. 将黄花菜切除根部；将乳鸽肉汆水。
2. 砂锅中注水烧开，放入花椒、姜片、红枣、枸杞、乳鸽、黄花菜拌匀，淋入料酒提味，盖上盖，煮沸后用小火炖煮1小时至食材熟透。
3. 加鸡粉、盐搅匀，用大火续煮至汤汁入味，取下砂锅，撒上葱段即成。

功效：清热解毒、补血养虚

清蒸草鱼段

材料

草鱼肉370克，姜丝、葱丝、彩椒丝各少许，蒸鱼豉油少许

做法

1. 在洗净的草鱼肉的背部切一刀，放在蒸盘中，待用。
2. 蒸锅上火烧开，放入蒸盘，再盖上盖，用中火蒸15分钟至食材熟透。
3. 揭开盖，取出蒸盘，撒上姜丝、葱丝、彩椒丝，淋上蒸鱼豉油即可。

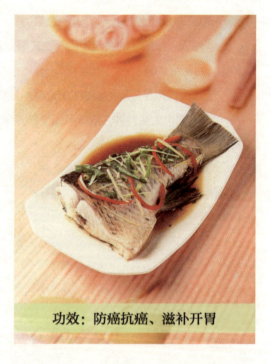

功效：防癌抗癌、滋补开胃

珍珠鲜奶安神养颜饮

🍲 材料

牛奶50毫升，珍珠粉5克，白糖10克

🍜 做法

1. 锅中注入适量清水烧开，倒入牛奶，拌匀，盖上盖，烧开后用小火煮约2分钟，至散出香味。

2. 揭盖，放入白糖，拌煮至溶化，另取一碗，倒入珍珠粉，把煮好的牛奶盛入装有珍珠粉的碗中，拌匀，待稍微放凉即可饮用。

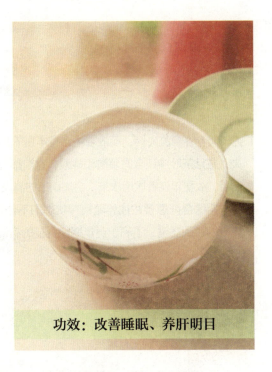

功效：改善睡眠、养肝明目

草莓桑葚果汁

🍲 材料

草莓100克，桑葚30克，柠檬30克，蜂蜜20克

🍜 做法

1. 将洗净去蒂的草莓对半切开，待用。

2. 备好榨汁机，倒入草莓、桑葚，再挤入柠檬汁，倒入少许清水，盖上盖，调转旋钮至1挡，榨取果汁。

3. 将榨好的果汁倒入杯中，再淋上备好的蜂蜜即可。

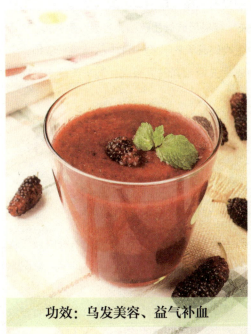

功效：乌发美容、益气补血

浓茶　慎食原因

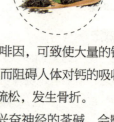

● 忌吃关键词

利尿、茶碱

● 忌吃的原因

1. 更年期者容易流失钙，而浓茶中含有丰富的具有利尿作用的咖啡因，可致使大量的钙流失，并且茶叶中还含有草酸和鞣酸，它们都可以与钙结合，从而阻碍人体对钙的吸收和利用，故更年期者饮用浓茶，会加剧钙的流失，容易形成骨质疏松，发生骨折。

2. 更年期综合征患者往往伴随精神状态的不佳，而浓茶中含有兴奋神经的茶碱，会影响患者的睡眠质量，不利于更年期综合征的病情，久之还可引起神经衰弱。

咖啡　慎食原因

● 忌吃关键词

利尿、咖啡因

● 忌吃的原因

1. 更年期者容易流失钙，而咖啡中含有丰富的具有利尿作用的咖啡因，可致使大量的钙流失，更年期者饮用浓茶，会加剧钙的流失，容易形成骨质疏松，容易发生骨折。

2. 咖啡中含有咖啡因，咖啡因是一种黄嘌呤生物碱化合物，是一种中枢神经兴奋剂，它对一般人来说有提神的作用，但是对于有焦虑失调倾向的人来说，咖啡因可使其病情加重，使手心冒汗、心悸、耳鸣等症状恶化。

白酒　慎食原因

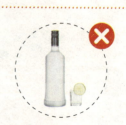

● 忌吃关键词

酒精、铅

● 忌吃的原因

1. 白酒的主要成分是酒精，酒精主要损害人的中枢神经系统，它可使神经系统由兴奋状态到高度的抑制状态，严重破坏神经系统的正常功能，从而引发焦虑、抑郁、意识障碍等病症，加重更年期综合征者的病情。

2. 白酒中通常还含有铅，铅具有一定的毒性，长期饮酒，可导致慢性铅中毒，从而导致头痛、睡眠不好、记忆力减退等症状，加重更年期综合征者的病情。

辣椒 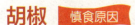 慎食原因

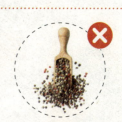

- **忌吃关键词**

辣椒素、性热

- **忌吃的原因**

1. 辣椒含有辣椒素，具有强烈的刺激性，它会刺激交感神经，使神经处于兴奋状态，加重患者敏感、烦躁等症状。

2. 辣椒性大热，阴虚火旺的更年期综合征者不宜食用，否则可加重其头晕耳鸣，腰酸腿软，潮热汗出，五心烦热，失眠多梦，咽干口燥，皮肤瘙痒，月经紊乱等症状。

胡椒 慎食原因

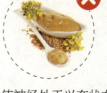

- **忌吃关键词**

胡椒碱和胡椒脂碱、刺激性、性热

- **忌吃的原因**

1. 胡椒含有胡椒碱和胡椒脂碱等，其味辛，具有较强烈的刺激性，它会刺激交感神经，使神经处于兴奋状态，加重患者敏感、烦躁等症状。

2. 胡椒性热，《随息居饮食谱》中就提到："多食动火燥液，耗气伤阴，破血堕胎，发疮损目，故孕妇及阴虚内热，血证痔患，或有咽喉口齿目疾者皆忌之。"

芥末 慎食原因

- **忌吃关键词**

芥子油、刺激性、性温

- **忌吃的原因**

1. 芥末中含有芥子油等，具有强烈的刺激性，会刺激交感神经，使神经处于兴奋状态，不利于病情的恢复。

2. 芥末性温，多食可积温成热，阴虚火旺的更年期综合征者不宜食用，否则可加重其头晕耳鸣，腰酸腿软，潮热汗出，五心烦热，失眠多梦，咽干口燥，皮肤瘙痒，月经紊乱等症状。

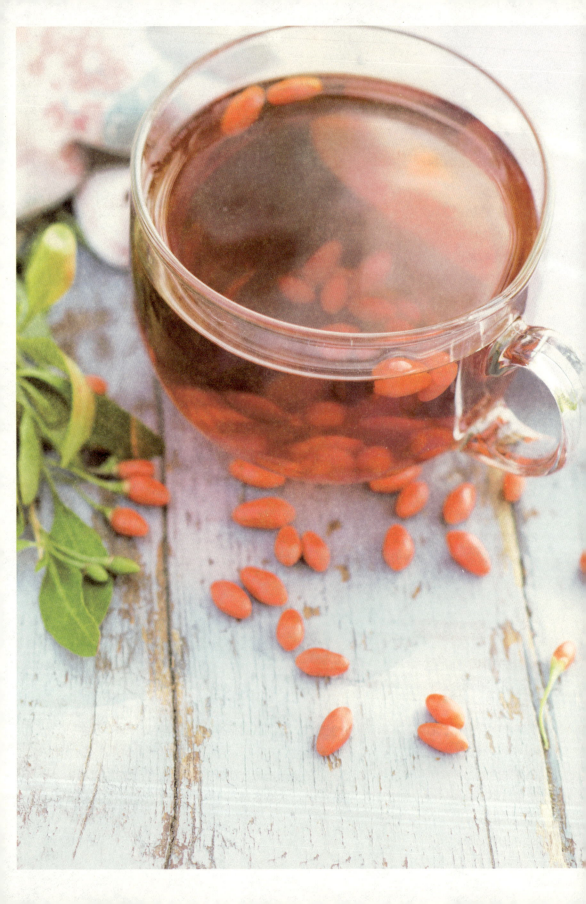

PART 05
内分泌代谢慢性疾病

　　内分泌代谢疾病是常见而多发的慢性非传染性疾病，它的发病率有随着人民生活水平的提高而不断上升的趋势，以2型糖尿病为例，1980年的发病率为0.6%，而1994年人口标化率为2.2%，发病率呈上升趋势。内分泌疾病还有一个重要特点，就是病发一处，累及全身，对健康的危害很大。随着现代科学技术的发展，内分泌代谢疾病的防治也有了长足的进步，放射免疫分析、酶联免疫分析、化学发光等技术的应用，胰岛素的发现及临床应用等，对于内分泌代谢疾病的诊断和治疗都有着重大的意义。

　　本章选取了糖尿病与痛风这2种内分泌代谢系统的常见慢性病，详细地介绍了每种病症的定义、中医分型、饮食注意、生活保健等方面的知识，并且根据中医的分型，针对每一种病症，推荐了多个有对症食疗功效的食物。同时，针对不同病症，我们还列举出了应该忌吃的常见的食物，并且详细地解释了忌吃的原因。

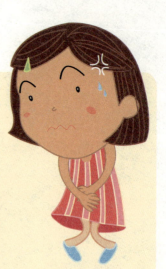

糖尿病

TANG NIAO BING

糖尿病是一组常见的以葡萄糖和脂肪代谢紊乱、血浆葡萄糖水平增高为特征的疾病，临床上以高血糖为主要特点，成人空腹时，血糖高于7.0mmol/L，饭后2小时，血糖值高于11.1mmol/L即可诊断为糖尿病。中医称糖尿病为消渴病，典型的临床症状有多饮、多尿、多食及消瘦、疲乏、尿甜等。糖尿病一旦控制不好，会导致肾、眼、足等部位出现并发症，且无法从根本上治愈。

中医分型

①上消型（肺热伤津型）：清热养阴。

症状：患者自觉烦躁易怒，口干舌燥，口渴多饮，小便频多，舌尖红、苔薄黄而干，脉洪数。

宜：金银花、葛根、知母、天花粉、麦冬、兔肉、苦瓜、竹笋、胡萝卜、银耳、南瓜、莲藕、西红柿等。

忌：辛辣刺激性食物、燥热伤津食物。

②中消型（胃热炽盛型）：清胃泻火。

症状：患者多食易饥饿，形体消瘦，尿量频多，大便干燥，舌红苔黄而干燥，脉滑而有力。

宜：生地、葛根、玉米须、黄连、玄参、莲子心、黄瓜、冬瓜、竹笋、蕨菜、薏米、兔肉、豆浆、西葫芦等。

忌：辛辣刺激性食物、燥热性食物。

③中消型（气阴两虚型）：滋阴益气。

症状：口渴多饮，多食易饥与大便溏泻并见，或饮食减少，精神不振，四肢乏力，身体消瘦，骨蒸劳热、自汗盗汗，舌质淡、苔白而干，脉象弱。

ⓘ：西洋参、玉竹、沙参、黄芪、白术、甲鱼、乌鸡、银耳、蛤蜊、牛奶、草菇、蘑菇、山楂等。

ⓧ：燥热伤阴食物、高热量食物。

④下消型（肾阴亏虚型）：滋阴补肾。

症状：多饮多尿，尿液混浊如淘米水或尿甜，口干唇燥，或伴腰膝酸软，五心烦热，头晕目昏，皮肤干燥瘙痒，舌质红、少苔或无苔，脉细数。

ⓘ：熟地、枸杞、女贞子、首乌、黄精、扇贝、乌鸡、牡蛎、芝麻、海带、黑木耳、银耳等。

ⓧ：辛辣刺激性食物、燥热伤阴食物。

⑤下消型（阴阳两虚型）：滋阴补肾。

症状：小便频数，混浊如淘米水样，甚至饮多少尿多少，面色黧黑，皮肤焦干，腰膝酸软，形寒肢冷，阳痿不举，神疲乏力，舌淡苔白而干，脉沉细无力。

ⓘ：人参、山萸肉、肉桂、熟地、黄精、山药、乌鸡、洋葱、茼蒿、龟肉、羊奶、猪腰、鸽子肉等。

ⓧ：辛辣刺激性食物、生冷食物。

饮食注意

√ 糖尿病患者的膳食要多样化，营养要均衡，多食粗粮、蔬菜。

√ 宜少食多餐，少细多粗，少荤多素，少肉多鱼、少油多清淡，少吃零食。

√ 糖尿病患者一旦出现低血糖现象，就应立即补充糖分或食物。

× 忌煎、炸等烹调方法，多用蒸、煮、拌、卤等方法来烹制菜肴，可减少油脂的摄入量。

× 忌食糖分含量高的食物，忌油脂过多的食物。

生活保健

√ 保持良好的生活习惯，适量运动，保证充足的睡眠，不要熬夜。

× 糖尿病患者尽量不要在空腹时或餐前运动，容易引发低血糖，一般在餐后1~2小时运动较佳，需在医师评估后确定运动方式与强度。

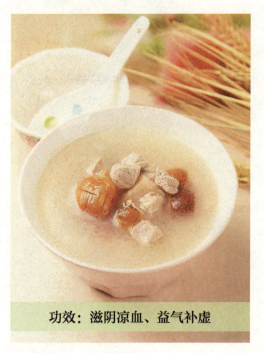

功效：滋阴凉血、益气补虚

山楂麦芽益食汤

🥣 材料

猪肉200克，山楂8克，山药5克，水发麦芽5克，蜜枣3克，陈皮2克，高汤500毫升，盐2克

🍲 做法

1. 将猪肉氽水，捞出待用。
2. 锅中注入适量高汤烧开，倒入氽煮好的猪肉，放入洗净去籽的山楂，加入洗好的麦芽、山药、蜜枣、陈皮，搅拌均匀，盖上盖，烧开后转小火煮1～3小时至食材熟透，揭盖，加少许盐调味，拌煮片刻至食材入味即可。

枇杷银耳汤

🥣 材料

枇杷100克，水发银耳260克，白糖适量

🍲 做法

1. 将洗净的枇杷、银耳切成小块。
2. 锅中注入适量清水烧开，倒入枇杷、银耳，搅拌均匀。
3. 盖上盖，烧开后用小火煮30分钟至食材熟透。
4. 揭开盖，加入白糖拌匀，用大火略煮片刻至其溶化，关火后盛出煮好的银耳汤即可。

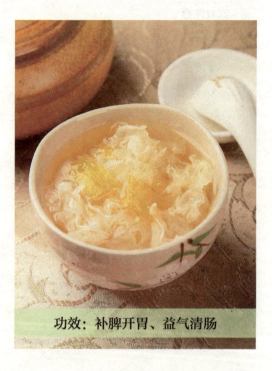

功效：补脾开胃、益气清肠

西红柿干烧虾仁

🍅 材料

虾仁200克，西红柿1个，生粉10克，姜末、蒜末、葱花各少许，生抽3毫升，蜂蜜3克，盐2克，食用油适量

🍲 做法

1. 将洗净的西红柿切丁；将虾仁与生粉搅拌均匀，待用。
2. 油锅烧热，倒入虾仁煎炒2分钟捞出。
3. 锅中倒入蒜末、姜末炒香，加入生抽、蜂蜜，倒入虾仁炒匀，注入少许清水搅匀，加入盐、鸡粉调味，倒入西红柿、葱花翻炒收汁，盛出即可。

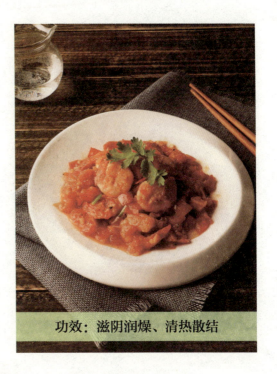

功效：滋阴润燥、清热散结

三文鱼沙拉

🍅 材料

三文鱼90克，芦笋100克，熟鸡蛋1个，柠檬80克，盐3克，黑胡椒粒、橄榄油各适量

🍲 做法

1. 将芦笋切段，焯水后捞出；将鸡蛋切块；将三文鱼切片。
2. 芦笋放入碗中，倒入三文鱼，挤入少许柠檬汁，加入黑胡椒粒，放入少许盐搅拌均匀，淋入少许橄榄油拌匀至食材入味，放入鸡蛋，摆盘即可。

功效：滋阴补肾、健脾和胃

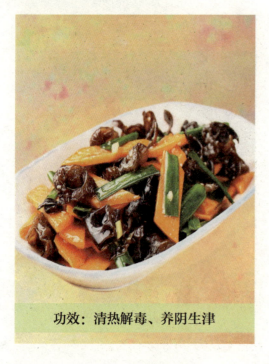

功效：清热解毒、养阴生津

胡萝卜炒木耳

🍲 材料

胡萝卜100克，水发木耳70克，葱段、蒜末各少许，盐3克，鸡粉4克，料酒5毫升，食用油适量

🍚 做法

1. 将洗净的木耳切小块，将胡萝卜切片，将木耳、胡萝卜焯水后捞出。
2. 用油起锅，放入蒜末，爆香，倒入木耳和胡萝卜，快速炒匀，淋入少许料酒，翻炒至食材八成熟，加入少许盐、鸡粉，炒匀调味，撒上葱段，用中火翻炒至食材熟透即可。

西葫芦牛肉饼

🍲 材料

西葫芦350克，牛肉100克，面粉120克，蛋黄少许，生抽2毫升，盐少许，鸡粉1克，生粉5克，芝麻油2毫升，食用油适量

🍚 做法

1. 在面粉中加入蛋黄，做成面糊；将西葫芦切成厚片，将中间掏除。
2. 将洗净的牛肉剁成肉末，放生抽、盐、鸡粉、生粉、芝麻油，抓匀至入味，取肉末，逐一塞入西葫芦块中。
3. 油锅烧至五成热，将西葫芦裹上面糊，放入油锅中两面炸黄即可。

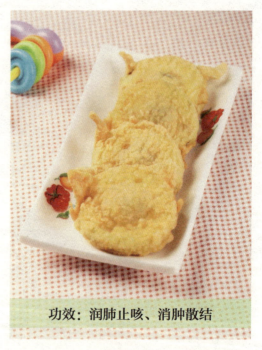

功效：润肺止咳、消肿散结

生蚝茼蒿炖豆腐

🍲 材料

豆腐200克，茼蒿100克，生蚝肉90克，姜片、葱段各少许，盐3克，鸡粉2克，料酒4毫升，生抽5毫升，食用油适量

♨ 做法

1. 将洗净的茼蒿切段；将豆腐切小块。
2. 用油起锅，放入姜片、葱段，爆香，倒入生蚝肉，淋料酒，炒香、炒透，放入切好的茼蒿，翻炒，再倒入焯过水的豆腐块，加入少许盐、生抽、鸡粉，轻轻翻动，转中火炖煮约2分钟，至食材入味，用大火收汁即可。

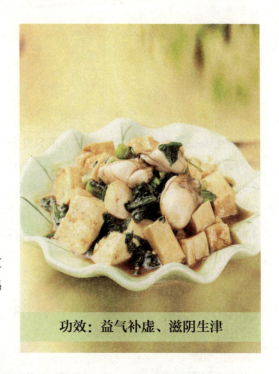

功效：益气补虚、滋阴生津

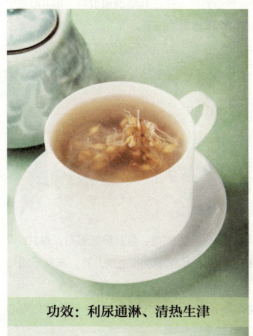

功效：利尿通淋、清热生津

麦芽山楂茶

🍲 材料

干山楂20克，麦芽10克

♨ 做法

1. 砂锅中注入适量清水，用大火烧开，放入洗净的干山楂、麦芽，盖上盖，用小火煲煮约20分钟，至药材析出有效成分。
2. 揭盖，搅拌片刻，关火后盛出煮好的药茶。
3. 装入茶杯中，趁热饮用即可。

油条　慎食原因

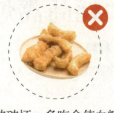

- **忌吃关键词**

高钠、高钾、高油脂

- **忌吃的原因**

1. 油条经高温油炸而成，热量较高，而且许多营养成分也已经被破坏，多吃会使血糖上升，还会造成营养失衡。

2. 油条含钠量较高，每100克中含钠585.2毫克，多食可能导致水肿、血压升高。

3. 油条含钾量很高，糖尿病并发肾病的患者需慎食。

4. 油条表面裹着大量油脂，不易被消化，肠胃功能较差的糖尿病患者要慎食。

肥肉　慎食原因

- **忌吃关键词**

高脂肪、高胆固醇、饱和脂肪酸

- **忌吃的原因**

1. 肥猪肉的脂肪含量很高，每100克肥肉中含有脂肪88.6克，其热量也很高，每100克肥肉可产生807千卡热量，不利于糖尿病患者血糖和体重的控制。

2. 肥猪肉中含有大量的饱和脂肪酸和胆固醇，二者可结合沉淀于血管壁，诱发动脉硬化等心脑血管并发症。

牛油　慎食原因

- **忌吃关键词**

高脂肪、高热量、高胆固醇、饱和脂肪酸

- **忌吃的原因**

1. 牛油的脂肪含量和热量都极高，每100克牛油中含脂肪92克，且其热量极高，每100克牛油可产生835千卡热量，糖尿病患者食用后会引起体重增加和血糖升高，不利于病情控制。

2. 牛油中的胆固醇含量和饱和脂肪酸含量都很高，多食容易引起冠心病、动脉硬化等心脑血管并发症。

柿子 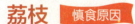 慎食原因

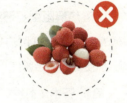

● **忌吃关键词**

高糖、性寒

● **忌吃的原因**

1. 柿子中含糖量极高，每100克熟柿子含糖量可达5~20克，且主要成分是葡萄糖、蔗糖和果糖，能使血糖快速上升。

2. 柿子性寒，肠胃虚寒的糖尿病患者多食易造成腹泻。此外，柿子常被制成柿饼，柿饼的含糖量也很高，糖尿病患者也应禁食。

荔枝 慎食原因

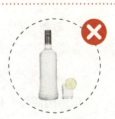

● **忌吃关键词**

性热、高糖

● **忌吃的原因**

1. 荔枝性质温热，易助热上火，可加重糖尿病患者的病情。

2. 荔枝中葡萄糖含量高达66%，果糖和蔗糖的含量也很高，易使血糖升高。

3. 荔枝属于高糖食物，食用后容易使血糖快速升高。

白酒 慎食原因

● **忌吃关键词**

性温、甲醇

● **忌吃的原因**

1. 白酒性烈，糖尿病等阴虚火旺者不宜饮用。

2. 白酒中的甲醇成分可使糖尿病患者的周围神经损害加重。

3. 白酒热量高，可致肥胖，增加心脑血管并发症的风险。

4. 白酒可抑制肝糖原分解和糖异生作用，可引发低血糖。

TONG FENG
痛 风

痛风是由单钠尿酸盐晶体诱发的炎症性疾病，长期嘌呤代谢活跃，嘌呤摄入过多或尿酸排泄障碍，均可导致高尿酸血症，血尿酸浓度过高时，尿酸盐沉积在关节、软骨和肾脏中，引起组织异物炎性反应。一般发作部位为大拇指、踝、膝、足背、足跟、踝、指腕等关节部，主要症状有关节部位红、肿、热、剧烈疼痛反复发作，关节畸形等。

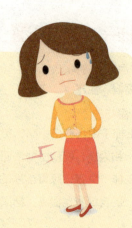

中医分型

①湿热痹阻型：清热利湿，通络止痛。

症状：关节红肿热痛，病势较急，局部灼热，得凉则舒。伴发热，口渴，心烦，小便短黄。舌质红、苔黄或腻，脉象滑数或弦数。

宜：苍术、黄柏、知母、石膏、金银花、连翘、地龙、川牛膝、威灵仙、薏米、木瓜、西瓜、玉米、绿豆、冬瓜等。

忌：燥热、辛辣刺激性食物，鱼类、动物内脏等含嘌呤成分过高的食物。

②风寒湿痹型：祛风散寒，除湿通络。

症状：症见关节肿痛，屈伸不利，或见局部皮下结节、痛风石。伴关节喜温，肢体沉重麻木，小便清长，大便溏薄。舌质淡红、苔薄白，脉象弦紧或濡缓。

宜：桂枝、白芍、生姜、黄芪、制川乌、防己、川芎、羌活、防风、樱桃、花椒、生姜、韭菜、洋葱等。

忌：寒凉生冷食物，鱼类、动物内脏等含嘌呤成分过高的食物。

③痰瘀阻滞型：化痰散结，活血通络。

症状：关节肿痛，反复发作，时轻时重，局部硬节或见痛风石。伴关节畸形，屈伸不利，局部皮色暗红，体虚乏力，面色青暗。舌质绛红有瘀点、苔白或黄，脉象沉滑或细涩。

宜：半夏、川芎、茯苓、陈皮、当归、丹参、桃仁、红花、秦艽、炮山甲、薏米、南瓜、木耳、香菇、山楂等。

忌：寒凉生冷食物，鱼类、动物内脏等含嘌呤成分过高的食物。

④脾肾阳虚型：健脾益肾、温阳散寒。

症状：症见关节肿痛持续，肢体及面部水肿。伴气短乏力，腰膝酸软，畏寒肢冷，纳呆呕恶，腹胀便溏。舌质淡胖、苔薄白，脉象沉缓或沉细。

宜：制附子、白术、黄芪、杜仲、补骨脂、仙灵脾、肉苁蓉、骨碎补、樱桃、花椒、胡椒、樱桃、生姜等。

忌：寒凉生冷食物，鱼类、动物内脏等含嘌呤成分过高的食物。

⑤肝肾阴虚型：补肝养肾、祛风除湿。

症状：关节疼痛，时轻时重，反复发作，日久不愈或关节变形可见结节，屈伸不利。伴腰膝酸软，耳鸣口干，肢体麻木，神疲乏力，面色潮红。舌质干红、苔薄黄燥，脉弦细或细数。

宜：桑寄生、白芍、熟地、杜仲、牛膝、龟板、鳖甲、菟丝子、独活、黑米、莴笋、南瓜、桑葚、黑豆等。

忌：燥热、辛辣刺激性食物。

饮食注意

√多喝水，多食瓜果蔬菜，如绿豆、莴笋、木瓜、薏米、冬瓜、西瓜等，这些多有利尿作用，可促进尿酸的排泄。

√饮食清淡，限制每天总热量的摄入，低脂低糖低盐，少用刺激性的调味料或香料。

×少吃糖类，少吃蔗糖、蜂蜜，因为它们含很多果糖，会加速尿酸生成。

×禁酒，少吃肉类、鱼类、虾蟹、动物内脏等食物，因为这些食物的嘌呤成分较高，常食会加重痛风。

生活保健

√注意劳逸结合，避免过度用脑、过度劳累、精神紧张，肥胖者要积极减肥，减轻体重，这些对于防治痛风颇为重要。

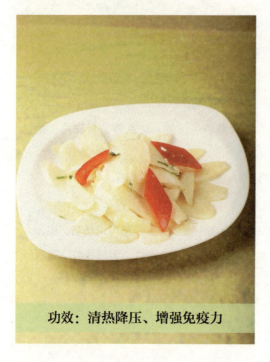

功效：清热降压、增强免疫力

凉拌茭白

🥄 材料

茭白200克，彩椒50克，蒜末、葱花各少许，盐3克，鸡粉2克，陈醋4毫升，芝麻油2毫升，食用油适量

🍲 做法

1. 将茭白切成片；将彩椒切成块。
2. 砂锅中注入适量清水烧开，放入少许盐，加入适量食用油，倒入切好的茭白、彩椒，拌匀，煮1分钟，至其断生，把煮好的茭白和彩椒捞出，沥干水分，装入碗中，加入蒜末、葱花、盐、鸡粉、陈醋、芝麻油拌匀即可。

南瓜番茄排毒汤

🥄 材料

小南瓜230克，小番茄70克，去皮胡萝卜45克，苹果110克，蜂蜜30克

🍲 做法

1. 将洗净的胡萝卜切滚刀块；将洗好的苹果切块；将洗净的小南瓜切大块，待用。
2. 砂锅中注入适量清水烧开，倒入胡萝卜、苹果、小南瓜、小番茄，拌匀，加盖，大火煮开后转小火煮30分钟至熟，加入蜂蜜，搅拌片刻至入味。
3. 关火后盛出煮好的汤，装碗中即可。

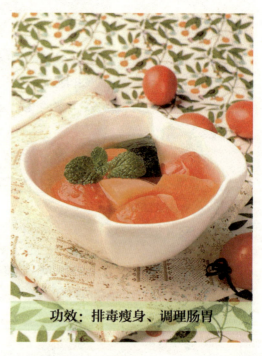

功效：排毒瘦身、调理肠胃

西瓜西红柿汁

🍲 材料

西瓜果肉120克，西红柿70克

🥄 做法

1. 将西瓜果肉切成小块；将洗净的西红柿切开，切成小瓣，待用。
2. 取榨汁机，选择搅拌刀座组合，倒入切好的食材，注入少许纯净水，盖上盖，榨取蔬菜汁。
3. 断电后倒出蔬菜汁，装入碗中即可。

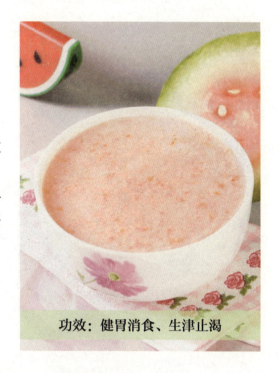

功效：健胃消食、生津止渴

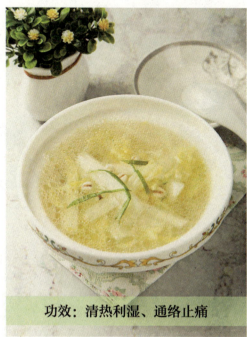

功效：清热利湿、通络止痛

薏米白菜汤

🍲 材料

白菜140克，水发薏米150克，姜丝、葱丝各少许，盐、鸡粉各2克，食用油少许

🥄 做法

1. 将洗好的白菜切丝备用。
2. 锅置火上，倒油烧热，放入姜丝、葱丝炒匀，注水，倒入薏米炒匀，烧开后用小火煮30分钟，放入白菜拌匀。
3. 用小火煮6分钟至熟，揭盖，加入少许盐、鸡粉，拌匀调味，关火后盛出煮好的汤料即可。

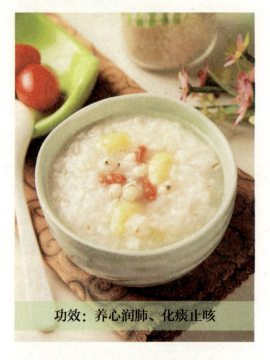

功效：养心润肺、化痰止咳

白果薏米粥

🍲 材料

水发薏米80克，水发大米80克，白果30克，枸杞3克，盐3克

🍚 做法

1. 砂锅中注入适量清水烧开，倒入薏米、大米，拌匀，加盖，大火烧开后转小火煮30分钟至米熟软。

2. 揭盖，放入白果、枸杞，拌匀，加盖，小火续煮10分钟至食材熟软。

3. 揭盖，加入盐，搅拌至入味，关火，将煮好的粥盛出，装入碗中即可。

黑米核桃黄豆浆

🍲 材料

黑米20克，水发黄豆50克，核桃仁适量

🍚 做法

1. 将黑米倒入碗中，放入已浸泡8小时的黄豆，注入适量清水，用手搓洗干净，把洗好的食材倒入滤网沥水，把洗净的食材倒入豆浆机中，放入核桃仁，注入适量清水，盖上豆浆机机头，选择"五谷"程序，再选择"开始"键，开始打浆。

2. 待豆浆机运转约20分钟，即成生豆浆，煮好候倒入碗中即可。

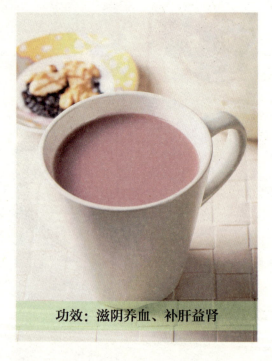

功效：滋阴养血、补肝益肾

威灵仙茶

材料

威灵仙、牛膝各10克，车前子5克，砂糖适量

做法

1.将威灵仙、牛膝、车前子洗净。
2.置锅于火上，倒入600毫升水，放入药材，烧开，煮15分钟，放入适量砂糖。
3.将药茶倒入杯中即可。

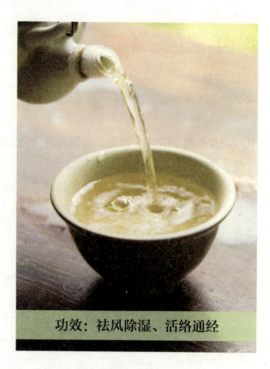

功效：祛风除湿、活络通经

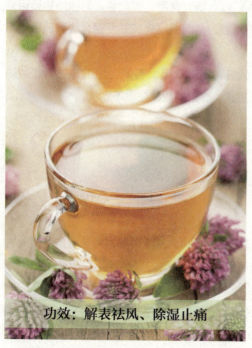

功效：解表祛风、除湿止痛

防风丹参饮

材料

防风9克，丹参6克，冰糖10克

做法

1.将丹参去皮、心、尖，洗净；将防风润透后切片。
2.把防风、丹参同放炖锅内，加水250毫升。
3.把炖锅用武火烧沸，再用文火煎煮50分钟，加入冰糖调味即可。

狗肉 慎食原因

• 忌吃关键词

高嘌呤、性温

• 忌吃的原因

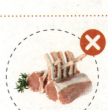

1. 狗肉含有较多的嘌呤物质，食用过多就会出现尿酸沉积的问题，从而诱发痛风及并发症，故痛风患者不适宜食用狗肉。

2. 狗肉性温，《本草纲目》中有记载："热病后食之，杀人。"故湿热痹阻型的痛风患者不宜食用，否则会加重其关节红肿热痛、局部灼热、发热、口渴、心烦、小便短黄、脉象滑数或弦数等症状。

羊肉 慎食原因

• 忌吃关键词

高嘌呤、性热

• 忌吃的原因

1. 羊肉富含嘌呤物质，特别是羊肉常常被人们打火锅时食用，如此摄入的嘌呤物质更是呈几倍地增加，更加容易出现尿酸沉积的问题，从而诱发痛风并发症，故痛风患者不适宜食用羊肉。

2. 羊肉属于大热性食物，湿热痹阻型的痛风患者不宜食用，否则会加重其关节红肿热痛、局部灼热、发热、口渴、心烦、小便短黄、脉象滑数或弦数等症状。

鹅肉 慎食原因

• 忌吃关键词

发物、甘润肥腻

• 忌吃的原因

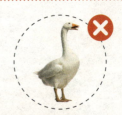

1. 关于鹅的食用禁忌，《本草纲目》中早有记载："鹅，气味俱厚，发风发疮，莫此为甚。"而《饮食须知》中也提出："鹅卵性温，多食鹅卵发痼疾。"由此可见，鹅肉、鹅卵均为大发食物，可能诱发并发症。

2. 鹅肉甘润肥腻，多食能助热碍湿，湿热痹阻型的痛风患者不宜食用，否则可加重其关节红肿热痛、局部灼热、发热、口渴、心烦、小便短黄、脉象滑数或弦数等症状。

鸡汤 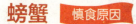 慎食原因

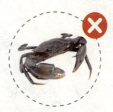

• 忌吃关键词

高嘌呤

• 忌吃的原因

1.鸡汤含有较多的嘌呤物质，所以痛风患者不宜食用，否则可能出现尿酸沉积，从而诱发痛风及其并发症。

2.肉类中，鸡肉的嘌呤含量居中等水平，所以痛风患者不是绝对忌食，但是需慎重食用，注意控制好食用量。

螃蟹 慎食原因

• 忌吃关键词

高嘌呤、性寒

• 忌吃的原因

1.螃蟹属于高蛋白、高嘌呤食物，所以痛风患者不宜食用，否则可能出现尿酸沉积，从而诱发痛风及其并发症。

2.螃蟹性寒，风寒湿痹型的痛风患者不宜食用，否则可加重其关节肿痛、屈伸不利、关节喜温、肢体沉重麻木，小便清长、大便溏薄，舌质淡红、苔薄白，脉象弦紧或濡缓等症状。

虾 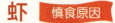 慎食原因

• 忌吃关键词

高嘌呤、性温

• 忌吃的原因

1.虾和螃蟹一样，都是高蛋白、高嘌呤食物，痛风患者不宜食用，否则可能出现尿酸沉积，从而诱发痛风及其并发症。

2.虾性温，多食会积温成热，湿热痹阻型的痛风患者不宜食用，否则可加重其关节红肿热痛、局部灼热、发热、口渴、心烦、小便短黄、脉象滑数或弦数等症状。

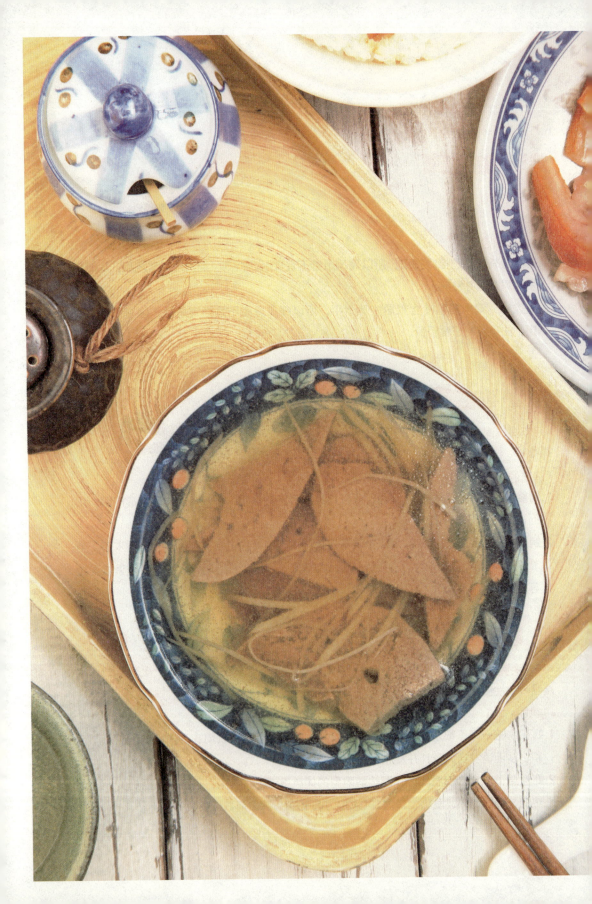

PART 06
五官、皮肤科慢性疾病

五官科疾病包括耳鼻喉科、眼科、口腔科疾病。五官科疾病会严重地影响人们的日常生活，如鼻炎，呼吸障碍会导致血氧浓度降低，从而出现头痛、头晕、记忆力下降、胸痛、胸闷、精神萎靡等症状，甚至会引发肺气肿等严重的并发症。

皮肤病是皮肤受到各种因素的影响而发生形态、结构和功能变化的疾病。皮肤病的发病率很高，但是一般程度较轻，对健康的影响较小，但是也有少数患者病情较重，甚至可以危及生命。

本章选取了慢性咽炎、皮肤瘙痒、痤疮这3种五官科、皮肤科的常见慢性病，详细地介绍了每种病症的定义、中医分型、饮食注意、生活保健等方面的知识，并且根据中医的分型，针对每一种病症，推荐了多个有对症食疗功效的食物。同时，针对不同病症，我们还列举出了应该忌吃的常见的食物，并且详细地解释了忌吃的原因。

慢性咽炎

MAN XING YAN YAN

慢性咽炎为咽部黏膜、黏膜下及淋巴组织的慢性炎症，弥漫性咽部炎症常为上呼吸道慢性炎症的一部分。咽部有各种不适感，如灼热、干燥、微痛、发痒、异物感、痰黏感，常在晨起用力咳嗽清除分泌物时作呕。咳除分泌物后，症状缓解。上述症状因人而异，轻重不一，一般全身症状不明显。

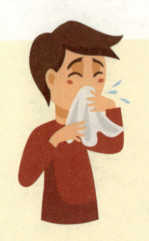

中医分型

①阴虚火炎型：**清热泻火、滋阴利咽。**

症状：表现为咽部有异物感、黏痰量少、午后烦热、腰膝酸软、舌质红、脉象细数。

（宜）：生石膏、薄荷、麦冬、生地、玄参、白芍、甘草、川贝、丹皮、桑叶、干贝、梨、橄榄、无花果、银耳、梨、柚子等。

（忌）：燥热刺激性食物。

②痰阻血瘀型：**化痰利咽、化瘀散结。**

症状：表现为咽部干涩、有刺痛感，因清嗓而恶心不适，舌质红、舌苔黄腻、脉滑而数。

（宜）：竹茹、川贝、生地、麦冬、玄参、三棱、昆布、海藻、罗汉果、无花果、橄榄、海带、牡蛎、杏仁等。

（忌）：肥肉等黏腻生痰食物、辛辣刺激性食物。

③阴虚津枯型：**滋阴润燥、清热利咽。**

症状：咽干瘙痒、灼热燥痛、异物感明显，检查见咽喉充血、红肿、干燥等，伴夜间梦多、耳鸣眼花，舌质红少津，脉细数。

（宜）：沙参、麦冬、罗汉果、五味子、石斛、玉竹、白茅根、银耳、干贝、梨、鸭肉、蚌肉、银耳、百合等。

（忌）：燥热伤阴以及辛辣刺激性食物。

饮食注意

√ 宜清淡饮食，多吃具有酸甘滋阴作用的食物及新鲜蔬菜、水果。

√ 宜多饮水，多饮果汁、豆浆，多喝汤等。

✕ 忌烟、酒、咖啡、可可。

✕ 忌葱、蒜、姜、花椒、辣椒、桂皮等辛辣刺激性食物，

✕ 忌油腻食物，如肥肉、鸡等或油炸食品（炸猪排、油煎花生米、油煎饼）等容易生痰化热的热性食物。

✕ 烹制菜肴时宜用蒸、煮等烹调方式，忌煎、炸、烤等方式，并少放调味料。

✕ 忌烟酒，忌过烫的食物，少食火锅。

生活保健

√ 适当进行体育锻炼，正常作息，保持良好的心理状态，通过增强自身免疫功能从而保护咽部黏膜。

√ 积极治疗可能引发慢性咽炎的相关疾病：如鼻腔、鼻窦、鼻咽部的慢性炎症，慢性扁桃体炎，口腔炎症，胃食道反流等。

✕ 避免接触粉尘、有害气体、刺激性食物等对咽黏膜不利的刺激性物质。

✕ 避免长期用声过度，避免接触可导致过敏性咽炎的致敏原。

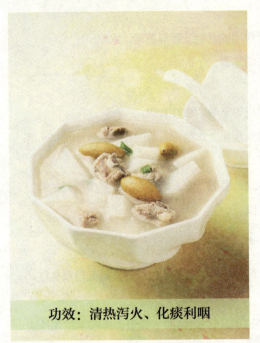

功效：清热泻火、化痰利咽

橄榄白萝卜排骨汤

材料

排骨段300克，白萝卜300克，青橄榄25克，姜片、葱花各少许，盐2克，鸡粉2克，料酒适量

做法

1. 将洗净去皮的白萝卜切成小块。
2. 将排骨段余水，待用。
3. 砂锅中注水烧热，倒入排骨、青橄榄、姜片、料酒，用小火煮约1小时。
4. 揭盖，放入白萝卜块，再盖上盖，煮沸后用小火续煮约20分钟，加入少许盐、鸡粉调味，盛出撒入葱花即成。

川贝梨煮猪肺汤

材料

雪梨100克，猪肺120克，川贝粉20克，姜片少许，冰糖30克，高汤适量

做法

1. 锅中注入清水，放入猪肺用中火煮约2分钟，用勺撇去浮沫，捞出过冷水，洗净，沥干水后装盘，待用。
2. 砂锅中注入适量高汤烧开，放入洗净去皮切好的雪梨，倒入余过水的猪肺，加入川贝粉、姜片，拌匀，盖上盖，烧开后转中火煮1小时至熟，揭盖，加适量冰糖，拌煮至溶化即可。

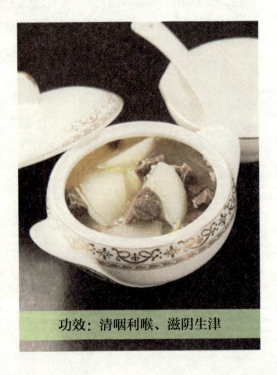

功效：清咽利喉、滋阴生津

干贝香菇蒸豆腐

🥟 材料

豆腐250克，水发冬菇100克，干贝40克，胡萝卜80克，葱花少许，盐2克，鸡粉2克，料酒5毫升，食用油适量

🍚 做法

1. 将泡发好的冬菇切条；将洗净去皮的胡萝卜切粒；将豆腐切块，放入盘中。
2. 油锅烧热，倒入冬菇、胡萝卜、干贝炒匀，注入少许清水、料酒，加盐、鸡粉调味，盛出放豆腐上。
3. 蒸锅上火烧开，放入豆腐，大火蒸8分钟，取出，撒上葱花即可。

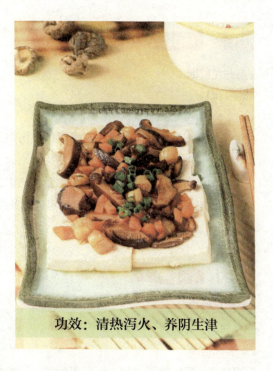

功效：清热泻火、养阴生津

麦冬茶

🥟 材料

麦冬20克，竹茹10克，三棱8克，冰糖10克

🍚 做法

1. 将麦冬、竹茹洗净备用。
2. 将麦冬、竹茹、三棱放入砂锅中，加400克清水。
3. 煮至水剩约250克，去渣取汁，再加入冰糖煮至溶化，搅匀即可。

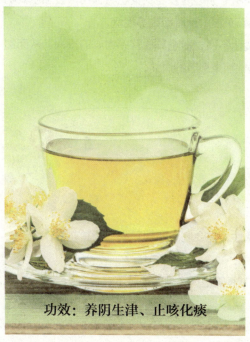

功效：养阴生津、止咳化痰

油条　慎食原因

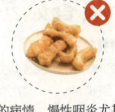

• 忌吃关键词

油炸、铝

• 忌吃的原因

1. 油条经高温油炸而成，食用过多可助热伤阴，从而加重咽部的病情，慢性咽炎尤其是阴虚火炎型的患者不宜食用。

2. 油条中含有铝，铝是一种非必需的微量元素，它是多种酶的抑制剂，可抑制脑内酶的活性，影响人的精神状态，对慢性咽炎患者的病情不利。

肥肉　慎食原因

• 忌吃关键词

肥厚油腻、高脂肪

• 忌吃的原因

1. 肥肉属于肥厚油腻之品，可助湿生痰，痰阻血瘀型的慢性咽炎患者食用后会加重其咽部干涩、刺痛感，恶心不适，舌质红、舌苔黄腻，脉滑而数等症状。

2. 肥肉的脂肪含量很高，大量摄入会造成消化不良，影响其他营养物质的摄入，从而加重消化不良、营养不良等状况，不利于慢性咽炎患者的病情。

白酒　慎食原因

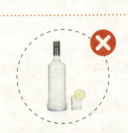

• 忌吃关键词

酒精、性温

• 忌吃的原因

1. 白酒中的酒精浓度很高，具有一定的刺激性，它会刺激咽部黏膜，使其充血、水肿，从而加重慢性咽炎患者的病情。

2. 白酒性温，多饮会积温成热，慢性咽炎尤其是阴虚火炎型的患者不宜食用。

3. 饮用过多白酒还可能导致多发性神经炎、胰腺炎、造血功能障碍、胃炎、胃溃疡、高血压等病，对病体虚的慢性咽炎患者很不利。

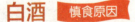

咖啡 慎食原因

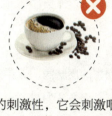

- **忌吃关键词**

咖啡因、中枢神经兴奋剂

- **忌吃的原因**

1. 咖啡中含有咖啡因，咖啡因是一种黄嘌呤生物碱，具有一定的刺激性，它会刺激咽部黏膜，使其充血、水肿，从而加重慢性咽炎患者的炎症病情。

2. 咖啡中含有的咖啡因是一种中枢神经兴奋剂，如果饮用过多或不正当地饮用会影响睡眠质量，造成失眠，恶劣的精神状态不利于慢性咽炎的病情。

冰淇淋 慎食原因

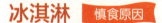

- **忌吃关键词**

高糖、高脂肪、悬殊温度差

- **忌吃的原因**

1. 冰淇淋的温度接近0℃，而人体的正常体温在37℃左右，如此悬殊的温差会刺激咽部黏膜，使其充血、水肿，从而加重慢性咽炎患者的炎症病情。

2. 冰淇淋富含糖和脂肪，大量摄入会阻碍机体对其他营养物质的吸收，从而使机体免疫力下降，不利于慢性咽炎的病情，甚至会引致其急性发作。

辣椒 慎食原因

- **忌吃关键词**

辣椒素、刺激性、性热

- **忌吃的原因**

1. 辣椒中含有辣椒素具有刺激性，并且可在口腔中产生灼热感，食用辣椒后，辣椒素会刺激胃黏膜，使胃黏膜充血，蠕动加快，引起胃疼、腹痛、腹泻等症状，甚至可诱发慢性胃炎急性发作。

2. 辣椒性热，多食可助热上火，从而加重咽部的炎症病情，慢性咽炎尤其是阴虚火炎型的患者不宜食用。

皮肤瘙痒

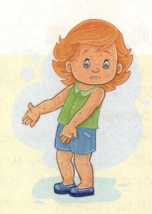

皮肤瘙痒症是指仅有瘙痒症状，没有原发皮肤损害的皮肤病，主要症状是皮肤瘙痒。其病因尚不明了，但多认为与一些外界因素刺激，如寒冷、温热、化纤织物等以及某些疾病，如糖尿病、肝病、肾病等有关。瘙痒发生的部位可为全身，或者局限于肛门、阴囊、女性阴部等，常常为阵发性、剧烈的瘙痒，夜间加重，病人多会忍不住用手抓挠，而不停的抓挠会使皮肤出现抓痕、血痂等，长此以往，可出现湿疹、苔藓样变、色素沉着等病症。

中医分型

①风寒外袭型：疏风、散寒、止痒。

症状：瘙痒多发于暴露部位，天气寒冷或气温急骤变化时可空发或加重，夜间解衣卧床时亦甚，皮肤干燥，恶寒、微发热，舌质淡白、苔薄白，脉浮紧。

宜：桂枝、麻黄、防风、荆芥、白芷、茼蒿、洋葱、生姜、羊肉等。

忌：寒凉生冷食物、海鲜。

②风热犯表型：疏风、清热、止痒。

症状：瘙痒好发于夏秋季节，气温干燥时可突发或加重，夜间卧床时加重，身热，微恶风寒，口渴，大便干结、小便色黄，舌质红、苔薄黄或干，脉浮数。

宜：生地、薄荷、防风、薄荷、荆芥、苍术、牛蒡子、丝瓜、牛蒡、绿豆、橙子、柚子等。

忌：热性及辛辣刺激性食物、海鲜。

③湿毒内蕴型：疏风解表、通腑泄热。

症状：瘙痒好发于肛门周围、阴囊及女性阴部，痒时难以控制，抓挠后局部可有抓痕、红肿，日久则肥厚、苔藓化。出汗，摩擦及受食物刺激等可突发或加重，妇人可伴有带下腥臭，口苦口臭，舌质红、苔黄腻，脉滑数。

宜：黄芩、白术、茯苓、防风、栀子、连翘、丝瓜、马齿苋、薏米、小豆、冬瓜、西瓜、甘蔗、田螺等。

忌：热性及辛辣刺激性食物、饮酒、海鲜。

④血热风盛型：清热凉血、消风止痒。

症状：周身瘙痒剧烈，肌肤灼热，抓破出血，遇热痒剧，得凉则安，身热心烦，口燥咽干，多见于青壮年，春夏好发，舌质红苔黄干，脉数。

宜：生地、丝瓜络、丹皮、玄参、赤芍、防风、银耳、蚌肉、金针菇、丝瓜、葡萄、木耳、竹笋等。

忌：燥热、辛辣刺激性食物。

⑤血虚风燥型：养血润燥、熄风止痒。

症状：多见于年老体弱者，皮肤瘙痒无定处，夜间尤甚，难以入睡，周身皮肤干燥脱屑，抓痕累累，经久不愈，冬重夏轻，伴倦怠无力，大便艰涩，面色无华，舌淡苔薄，脉细无力。

宜：当归、生地、白芍、川芎、何首乌、白及、荆芥、防风、白蒺藜、猪蹄、桂圆、红枣、黑米、乌鸡、樱桃等。

忌：燥热伤阴食物、辛辣刺激性食物。

饮食注意

√ 注意营养均衡，要清淡饮食，少吃高脂肪食物，多吃新鲜蔬果及牛奶豆浆之类的水分、维生素丰富的食物。

√ 多喝水，以补充身体流失的水分，增加皮肤的水分供给。

× 少吃或不吃牛羊肉和海鲜等发物，戒烟、酒、浓茶、咖啡及葱蒜等一切辛辣刺激性食物。

生活保健

√ 保持规律的生活习惯，早睡早起，保持精神放松，避免忧虑恼怒。

√ 注意防寒保暖，及时增减衣服，以避免皮肤受到冷热刺激。

√ 内衣的材质以棉织品为宜，不宜过紧，以宽松舒适、不与皮肤摩擦的为佳。

× 洗澡不宜过频，适当减少洗澡的次数，洗澡的时候不要过于用力搓洗皮肤，忌用碱性的肥皂。

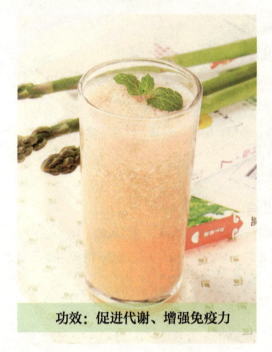

功效：促进代谢、增强免疫力

芦笋葡萄柚汁

材料
芦笋2根，葡萄柚半个

做法
1. 将洗净的芦笋切小段；葡萄柚切瓣，去皮，再切块，待用。
2. 将切好的葡萄柚和芦笋倒入榨汁机中，倒入80毫升凉开水，盖上盖，启动榨汁机，榨约15秒成蔬果汁，断电后将蔬果汁倒入杯中即可。

红豆薏米银耳糖水

材料
水发薏米30克，水发小豆20克，水发银耳40克，去皮胡萝卜50克，冰糖30克

做法
1. 洗净的银耳切去黄色的根部，切碎；胡萝卜切片，切成细条，改切成丁。
2. 往焖烧罐中倒入薏米、小豆、胡萝卜丁、银耳，注入刚煮沸的清水至八分满，旋紧盖子，静置1分钟，将开水倒入备好的碗中，接着往焖烧罐中倒入冰糖，再次注入刚煮沸的清水至八分满，旋紧盖子，焖3小时即可。

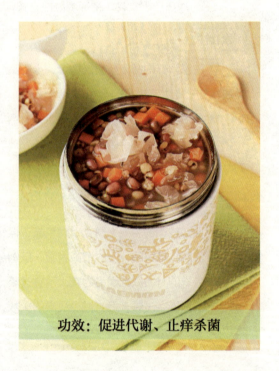

功效：促进代谢、止痒杀菌

黄芩连翘饮

🥘 材料

黄芩15克，生地、连翘各10克

🍲 做法

1. 将黄芩、生地、连翘分别洗净，放入锅中，加水500毫升。
2. 用大火煮开后，转小火续煮5分钟即可关火。
3. 滤去药渣，将药汁倒入杯中即可。

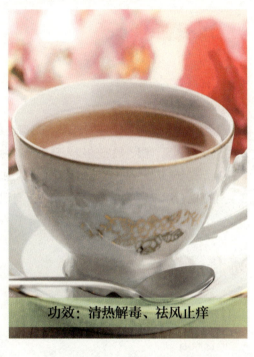

功效：清热解毒、祛风止痒

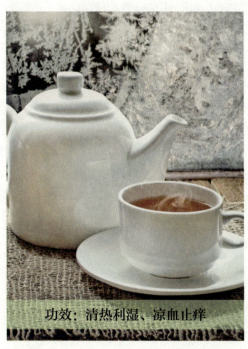

功效：清热利湿、凉血止痒

生地茯苓清热饮

🥘 材料

生地20克，茯苓15克

🍲 做法

1. 将生地、茯苓分别洗净，放入锅中，加水400毫升。
2. 大火煮开后，转小火续煮5分钟即可关火。
3. 滤去药渣，将药汁倒入杯中即可。

虾　慎食原因

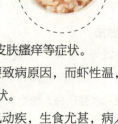

- **忌吃关键词**

发物、性温

- **忌吃的原因**

1.虾为海鲜发物，皮肤瘙痒的患者食用后可使病情加重，加剧皮肤瘙痒等症状。

2.中医认为，风、湿、热邪的侵入及血虚等为皮肤瘙痒的主要致病原因，而虾性温，食用后可助长湿热之邪，从而使病情加重，加剧皮肤瘙痒的症状。

3.关于虾的食用禁忌，《随息居饮食谱》有记载："虾，发风动疾，生食尤甚，病人忌之。"故皮肤瘙痒的患者不宜食用。

螃蟹　慎食原因

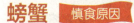

- **忌吃关键词**

发物

- **忌吃的原因**

1.螃蟹为海鲜发物，皮肤瘙痒患者食用后可使病情加重，加剧皮肤瘙痒等症状，不利于患者的康复。

2.关于螃蟹的食用禁忌，《本草衍义》有记载："此物极动风，体有风疾人，不可食。"故皮肤瘙痒的患者不宜食用，否则可加重皮肤瘙痒的病情。

带鱼　慎食原因

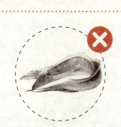

- **忌吃关键词**

发物

- **忌吃的原因**

1.带鱼为海鲜发物，皮肤瘙痒患者食用后可使病情加重，加剧皮肤瘙痒等症状，不利于患者的康复。

2.关于带鱼的食用禁忌，《随息居饮食谱》有记载云："带鱼，发疥动风，病人忌食。"而《药性考》中记载："带鱼，多食发疥"，故皮肤瘙痒患者不宜食用。

鲥鱼 慎食原因

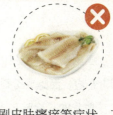

• **忌吃关键词**

发物

• **忌吃的原因**

1.鲥鱼为海鲜发物，皮肤瘙痒的患者食用后可使病情加重，加剧皮肤瘙痒等症状，不利于患者的康复。

2.关于鲥鱼的食用禁忌，《本草求原》中有说它"发疥癞"。而《随息居饮食谱》中也有记载："诸病忌之，能发痼疾。"故皮肤瘙痒的患者不宜食用。

鲢鱼 慎食原因

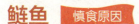

• **忌吃关键词**

性温

• **忌吃的原因**

1.中医认为，风、湿、热邪的侵入及血虚等为皮肤瘙痒的主要致病原因，而鲢鱼性温，食用后可助长湿热之邪，从而使病情加重，加剧皮肤瘙痒的症状。

2.关于鲢鱼的食用禁忌，清代食医王孟英在其著作中提到："多食令人热中，动风，发疥。"故皮肤瘙痒的患者不宜食用鲢鱼，否则可加重皮肤瘙痒。

香菜 慎食原因

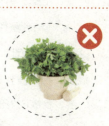

• **忌吃关键词**

性温

• **忌吃的原因**

1.中医认为，风、湿、热邪的侵入及血虚等为皮肤瘙痒的主要致病原因，而香菜性温，食用后可助长湿热之邪，从而使病情加重，加剧皮肤瘙痒的症状。

2.关于香菜的食用禁忌，《千金食治》中有记载："食之发宿病，金疮尤忌。"而《食疗本草》中有记载："根发痼疾。"故皮肤瘙痒的患者不宜食用，否则可使皮肤瘙痒的病情加重。

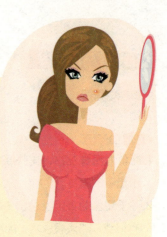

痤疮

CUO CHUANG

痤疮是一种常见的皮肤疾病，多发于青春期，又叫青春痘、面疱或粉刺、毛囊炎，通常好发于面部、颈部、胸背部、肩膀和上臂，临床以白头粉刺、黑头粉刺、炎性丘疹、脓疱、结节、囊肿等为主要表现。

中医分型

①肺经风热型：疏风清肺、降火祛痘。

症状：痤疮初起，红肿疼痛，见于面部或前胸或后背，可有口干，小便黄，大便干燥，舌红苔黄，脉象浮数。

（宜）：金银花、连翘、野菊花、玉竹、丹皮、牛蒡子、枇杷、梨、百合、银耳、绿豆、冬瓜、柚子等。

（忌）：辛辣刺激性食物、燥热性食物。

②热毒内蕴型：清热解毒、泻火祛痘。

症状：以炎症丘疹与脓疱为主，脓疱多发于丘疹的顶端，周围有红晕，大便秘结，舌红苔黄燥，脉数。

（宜）：黄连、蒲公英、黄芩、黄柏、连翘、桔梗、马齿苋、薏米、苦瓜、丝瓜、西瓜、田螺、香蕉、绿豆等。

（忌）：辛辣刺激性食物、燥热性食物。

③肠胃湿热型：清热除湿、解毒祛痘。

症状：粉刺发作频繁，可挤压出黄白色的粉渣物或有脓液，颜面出油光亮，伴口臭口苦，食欲时好时坏，大便黏滞不爽，舌红苔黄腻，脉象弦数。

（宜）：金银花、蒲公英、白茅根、茵陈蒿、黄连、车前草、赤芍、丹皮、薏米、马齿苋、西瓜、冬瓜、绿豆、红豆等。

（忌）：辛辣刺激性食物、热性食物、油腻食物。

④血瘀痰凝型：除湿化痰、活血散瘀。

症状：痤疮日久，质地坚硬难消，触压有疼痛感，或者颜面凹凸如橘子皮，女性可有月经量少、痛经以及经期痤疮加重等症状，舌暗苔薄，脉涩。

宜：桃仁、红花、陈皮、半夏、茯苓、丹参、薏米、田螺、扁豆、葡萄、田螺等。

忌：肥腻、油脂过高的食物。

饮食注意

√ 多喝水，可喝一些金银花、菊花茶。

√ 饮食宜清淡，多吃富含维生素和膳食纤维的水果蔬菜，保持大便通畅。

× 忌吃辛辣刺激与油炸的食品，少吃甜食（如巧克力、糖果）少喝咖啡，戒烟限酒。

× 忌食性温助热、煎炸炒爆、香燥助火及过咸的食物。

× 忌长期口服避孕药、药物性雄激素或类激素，这些药物都会加重痤疮。

生活保健

√ 注意皮肤的清洁工作，使用化妆品时一定要根据自己的肤质来进行选择，一般来说油性皮肤尽量少用营养霜。

√ 要保证充足的休息时间，不要熬夜。

√ 要注意个人卫生，每天早晚用温水洗脸，去除污垢。

√ 皮肤过敏也可能长痘，所以要找到过敏原以避免接触。

√ 保持愉快的心情和规律的生活，因为情绪不良、生活不规律会引起或加重青春痘。

√ 流太多汗水，衣服贴在背上也会滋生细菌，要勤洗、勤换。

× 不要用手挤压痤疮，否则容易留下痘印、疤痕。

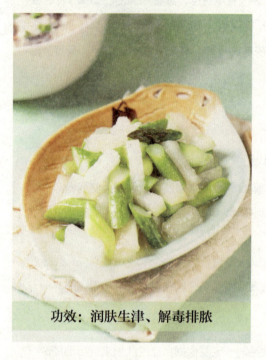

功效：润肤生津、解毒排脓

芦笋煨冬瓜

材料

冬瓜230克，芦笋130克，蒜末少许，盐1克，鸡粉1克，水淀粉、食用油各适量

做法

1. 将洗净的芦笋切段；冬瓜切小块。
2. 锅中注水烧开，倒入冬瓜块、芦笋段焯煮后捞出。
3. 用油起锅，放入蒜末爆香，倒入焯过水的材料炒匀，加盐、鸡粉，倒入少许清水，炒匀，用大火煨煮约半分钟，至食材熟软，倒入少许水淀粉勾芡，拌炒均匀，至食材入味即可。

南瓜绿豆银耳羹

材料

银耳60克，南瓜50克，绿豆20克，冰糖30克，水淀粉适量

做法

1. 将南瓜切粒；将洗净的银耳剁碎。
2. 锅中加入约900毫升清水，盖上盖，大火烧开，揭开锅盖，将泡发好的绿豆倒入锅中，盖上盖，转成小火煮40分钟至绿豆涨开。
3. 揭盖，把南瓜粒倒入锅中，继续煮15分钟，将冰糖倒入锅中，煮2分钟，在锅中加入水淀粉拌匀即可。

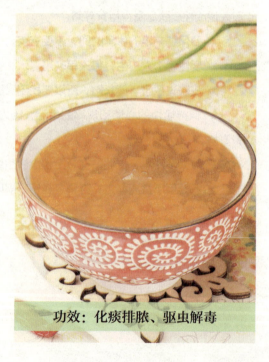

功效：化痰排脓、驱虫解毒

金银花连翘茶

🥄 材料
金银花6克，甘草、连翘各少许

🍲 做法
1.砂锅中注入适量清水烧热，倒入备好的金银花、甘草、连翘。
2.盖上盖，烧开后用小火煮15分钟至其析出有效成分。
3.揭盖，搅拌均匀，关火后盛出药茶，滤入茶杯中即可。

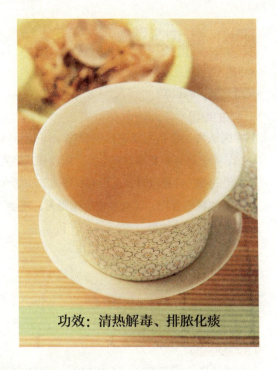

功效：清热解毒、排脓化痰

蜂蜜凉茶

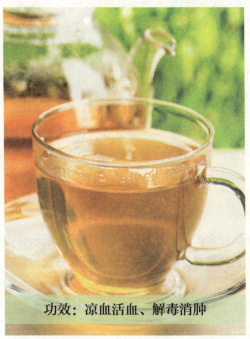

功效：凉血活血、解毒消肿

🥄 材料
桃仁、赤芍15克，紫花地丁、野菊花各10克，蜂蜜适量

🍲 做法
1.将所有药材分别用清水洗净，备用；
2.先将桃仁、赤芍一起放入锅中，注入适量清水，大火煮沸后加入紫花地丁、野菊花续煮5分钟。
3.加入适量蜂蜜调味即可。

肥肉 慎食原因

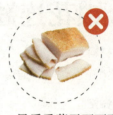

- **忌吃关键词**

肥厚甘腻、高脂肪

- **忌吃的原因**

1. 中医认为，过食肥厚甘腻的食物，可使脾胃蕴热，湿热内生，最后熏蒸于面而致痤疮，而肥肉正是肥厚甘腻之品，所以痤疮患者不宜食用肥肉。

2. 肥肉的脂肪含量很高，一般的肥猪肉的脂肪含量可达88.6%以上，现代医学认为，食用过于油腻的食物，可刺激皮脂腺肥大、增生，从而分泌大量的皮脂，诱发痤疮或使痤疮患者的病情加重。

羊肉 慎食原因

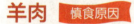

- **忌吃关键词**

性热

- **忌吃的原因**

1. 羊肉性热，肺经风热、热毒内蕴、肠胃湿热型的痤疮患者均不宜食用，否则可加重红肿疼痛、脓液、大便干燥等症状，不利于痤疮的病情。

2. 关于羊肉的食用禁忌，《随息居饮食谱》中早有告诫："疮疥初愈忌吃羊肉"，而《金匮要略》中也有记载："有宿热者不可食之。"

榴莲 慎食原因

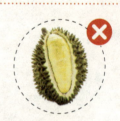

- **忌吃关键词**

性热

- **忌吃的原因**

1. 榴莲性热而滞，如食用过多会导致身体燥热积聚，引起"上火"，可加重痤疮患者的湿热程度，还可以使大便燥结，导致便秘，使毒素不能及时排出，诱发痤疮或促使痤疮病情加重。

2. 榴莲性热，肺经风热、热毒内蕴、肠胃湿热型的痤疮患者均不宜食用，否则可加重红肿疼痛、脓液、大便干燥等症状，不利于痤疮患者的病情。

白酒 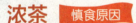 慎食原因

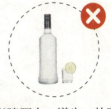

- **忌吃关键词**

酒精、性温

- **忌吃的原因**

1. 白酒的酒精浓度很高，酒精具有强烈的刺激性，它可刺激皮脂腺肥大、增生，从而使皮脂量分泌增多，加重痤疮患者的病情。

2. 白酒性温，多食可积温成热，肺经风热、热毒内蕴、肠胃湿热型的痤疮患者均不宜食用，否则可加重红肿疼痛、大便干燥等症状，不利于痤疮患者的病情。

浓茶 慎食原因

- **忌吃关键词**

咖啡因、鞣酸

- **忌吃的原因**

1. 浓茶中含有咖啡因，具有一定的刺激性，它可刺激皮脂腺肥大增生，从而使皮脂量分泌增多，加重痤疮的病情。

2. 茶叶中含有的鞣酸可与食物中的蛋白质结合形成一种块状的、不易消化吸收的鞣酸蛋白，从而导致便秘或加重便秘程度，使毒素不能及时排出，诱发痤疮或促使痤疮患者病情加重。

辣椒 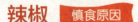 慎食原因

- **忌吃关键词**

辣椒素、性热

- **忌吃的原因**

1. 辣椒中含有辣椒素，它具有强烈的刺激性，可刺激皮脂腺肥大增生，从而使皮脂量分泌增多，加重痤疮患者的病情。

2. 辣椒性热，肺经风热、热毒内蕴、肠胃湿热型的痤疮患者均不宜食用，否则可加重红肿疼痛、大便干燥等症状，不利于痤疮患者的病情。

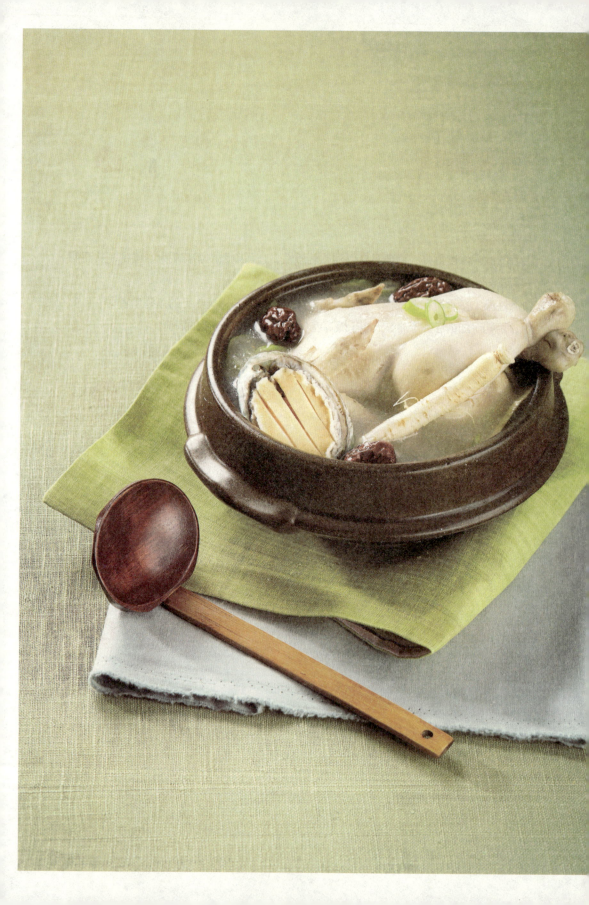

PART 07
泌尿生殖系统慢性疾病

泌尿生殖系统疾病包括泌尿系统的疾病和生殖系统的疾病，泌尿系统疾病发生的部位包括肾脏、输尿管、膀胱、尿道，可由身体其他系统病变引起，又可影响其他系统甚至全身，其主要的临床表现为排尿频率的改变、尿量及颜色的改变、疼痛等。生殖系统的疾病可分为男性生殖系统疾病和女性生殖系统疾病。生殖系统疾病已经严重影响了人们的生活，特别是女性生殖系统疾病，已经成为全球范围内危害严重的重要传染病之一，且具有患病率高、无症状比例高、不就诊的比例高和得不到合理治疗比例高的特点。

本章选取了慢性肾炎、尿路结石、慢性盆腔炎、子宫脱垂、慢性前列腺炎等5种泌尿生殖系统的常见慢性病，详细地介绍了每种病症的定义、中医分型、饮食注意、生活保健等方面的知识，并且根据中医的分型，针对每种病症，推荐了多种有对症食疗功效的药材和食材。同时，针对不同病症，我们还列举出了应该忌吃的常见的食物，并且详细地解释了忌吃的原因。

慢性肾炎

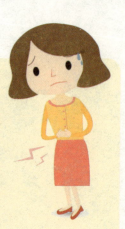

　　慢性肾炎全称为慢性肾小球肾炎，以血尿、蛋白尿、高血压、水肿为基本的临床表现，起病多隐匿、缓慢。部分患者无明显的临床症状，只是偶尔有轻度水肿、血压轻度升高，也可有乏力、疲倦、腰痛、眼睑和下肢水肿、血尿、蛋白尿等症状。随着慢性肾炎的病情迁延，肾功能可有不同程度的减退，最后可渐进地发展为慢性肾衰竭。

中医分型

①脾肾气虚型：益气固肾。

症状：小便不畅，混浊如米汤水，面浮肢肿，面色萎黄，少气无力，食少腹胀，腰脊酸痛，舌淡苔白，舌边有齿印，脉细弱。

（宜）：黄芪、太子参、白术、冬虫夏草、芡实、金樱子、猪腰、鲫鱼、老鸭、鲫鱼、赤小豆、扁豆、羊奶等。

（忌）：寒凉生冷食物。

②脾肾阳虚型：温肾健脾、行气利水。

症状：小便量少，下肢水肿较甚，或全身高度水肿，腰以下为甚，按之凹陷不易恢复，胸闷、腹胀，纳少便溏，腰膝酸软，面色黄，神疲肢冷，遗精阳痿，舌淡胖、有齿痕，脉滑沉缓。

（宜）：桂枝、茯苓、白术、干姜、牛膝、车前子、山萸肉、猪腰、鲤鱼、生姜、洋葱、韭菜、板栗等。

（忌）：寒凉生冷食物、难消化食物。

③肝肾阴虚型、滋阴补肝肾。

症状：小便量少，或有尿血，伴腰膝酸软，下肢水肿，两眼干涩或视物模糊，头晕耳鸣，五心烦热，口干咽燥，男子遗精早泄，女子月经不调，舌红少苔，脉弦细或细数。

(宜)：泽泻、车前草、玉米须、茯苓、白芍、熟地、麦冬、丹皮、女贞子、黄精、乌鸡、马蹄、田鸡、田螺、芝麻、木瓜、山药、桑葚、葫芦等。

(忌)：燥热伤阴食物、辛辣刺激性食物。

④气阴两虚型：益气养阴。

症状：小便量少、全身水肿，心悸气短，少气懒言，遇劳则甚，潮热盗汗，面色苍白无华，头晕目眩，口干不欲饮，舌质偏红，舌边有齿印，脉细弱无力或结代。

(宜)：太子参、熟地、黄芪、白术、山药、茯苓、山茱萸、生地、枸杞、马蹄、鲫鱼、甲鱼、牡蛎、粳米、小米、土鸡、银耳、香菇等。

(忌)：大寒大热性食物。

饮食注意

√ 慢性肾炎患者要以低蛋白、低磷、高维生素的饮食为主，蛋白的摄入量以每天0.6克/千克体重为宜。

√ 宜多吃富含维生素C、胡萝卜素、维生素B_2之类的新鲜蔬菜瓜果。

√ 有水肿的患者要严格控制水分和盐分的摄入量，每日水分摄入量不超过1000毫升，每日摄入的食盐应低于3克。当水肿消退，血压不高、尿量正常时可恢复之前的摄入量。

× 忌食高盐食物如咸鱼、腌肉、皮蛋、豆腐乳等，忌食辛辣刺激性食物。

生活保健

√ 生活与工作要保证规律，要劳逸结合，避免过劳过累，尽量避免舟车劳顿，注意休息，节制房事。

√ 应该适量运动，增强自身的抗病能力。

√ 切忌盲目食用补肾药材，切忌在没有遗嘱的情况下使用庆大霉素等具有肾毒性的药物，以免引起肾功能的恶化。

× 忌憋尿、久坐及长时间驾驶，避免加重水肿和少尿等症状。

× 水肿较重的患者睡眠时不要采用平卧位，应采取左侧卧位，有利于下腔静脉血回流，睡前用热水泡泡脚。

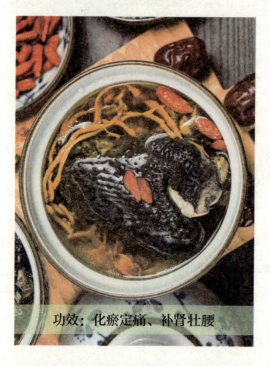

功效：化瘀定痛、补肾壮腰

虫草花炖乌鸡

🍲 材料

当归20克，虫草花20克，乌鸡肉250克，盐2克，鸡粉3克

🍲 做法

1. 当归、虫草花洗净，当归切成片。
2. 乌鸡洗净，斩块，放入开水中煮5分钟，取出过冷水。
3. 将当归、乌鸡块、虫草花一起放入锅中，加水适量，大火煮开，转小火续煮2小时，加盐、鸡粉调味即可。

清香蒸鲤鱼

🍲 材料

鲤鱼500克，姜片10克，葱丝10克，盐3克，蒸鱼豉油8毫升，食用油适量

🍲 做法

1. 在鲤鱼上均匀地抹盐，均匀放上姜片，放入蒸锅蒸10分钟至熟，揭盖，取出蒸好的鲤鱼，取走姜片，将蒸出的汤水倒掉，放上葱丝。
2. 锅置火上，倒入食用油，烧至八成热，将热油浇在鲤鱼上，淋上蒸鱼豉油即可。

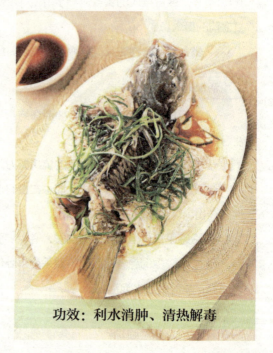

功效：利水消肿、清热解毒

凉瓜赤小豆排骨汤

🍅 材料

赤小豆30克，苦瓜块70克，猪骨100克，高汤适量，盐2克

🍲 做法

1. 锅中注水烧开，倒入洗净的猪骨，搅散，汆煮片刻，捞出沥干水分。

2. 将猪骨过一次冷水，备用，砂锅中倒适量高汤，加入汆过水的猪骨，再倒入备好的苦瓜、赤小豆，搅拌片刻，盖上锅盖，用大火煮15分钟后转中火煮1~2小时至食材熟软。

3. 揭开锅盖，加盐调味即可。

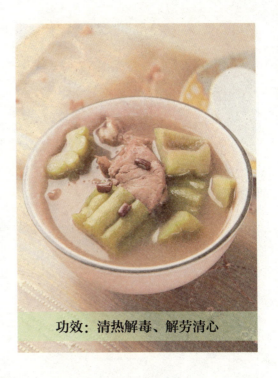

功效：清热解毒、解劳清心

功效：清热利尿、滋阴生津

马蹄雪梨汁

🍅 材料

马蹄90克，雪梨150克

🍲 做法

1. 将洗净去皮的马蹄切小块；将洗好的雪梨对半切开，去皮，切成瓣，去核，再切成小块，备用

2. 取榨汁机，选择搅拌刀座组合，倒入雪梨，加入马蹄，倒入适量矿泉水，盖上盖，选择"榨汁"功能，榨取果蔬汁。

3. 揭开盖，将榨好的马蹄雪梨汁倒入杯中即可。

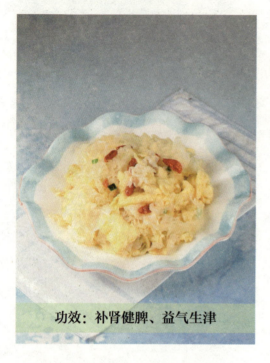

功效：补肾健脾、益气生津

银耳枸杞炒鸡蛋

材料

水发银耳100克，鸡蛋3个，枸杞10克，葱花少许，盐3克，食用油适量

做法

1. 将洗好的银耳切小块；将鸡蛋打散调匀。
2. 锅中注水烧开，加入银耳，放入少许盐，煮半分钟至其断生，捞出待用。
3. 用油起锅，倒入蛋液炒熟，盛出备用；锅底留油，倒入银耳、鸡蛋、枸杞，加入葱花，翻炒匀，加盐调味，关火后盛出炒好的食材即可。

圣女果芦笋鸡柳

材料

鸡胸肉220克，芦笋100克，圣女果40克，葱段少许，盐3克，鸡粉少许，料酒6毫升，水淀粉、食用油各适量

做法

1. 将芦笋切长段；将圣女果切开；鸡胸肉切条，加盐、水淀粉、料酒腌渍。
2. 热锅注油，烧至四五成热，放入鸡肉条、芦笋段，用小火略炸后捞出。
3. 用油起锅，放葱段爆香，倒入炸好的材料，用大火快炒，放入圣女果，加盐、鸡粉、料酒、水淀粉炒匀即可。

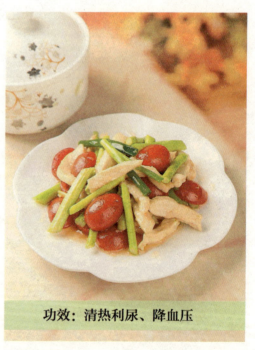

功效：清热利尿、降血压

车前子黄芪茶

🍲 材料

车前子、黄芪、通草各10克，白茅根8克，砂糖10克

🍵 做法

1. 将通草、车前子、白茅根、黄芪洗净，盛入锅中，加1500毫升水煮茶。
2. 大火煮开后，转小火续煮15分钟。
3. 煮好后捞出药渣，加入砂糖即成。

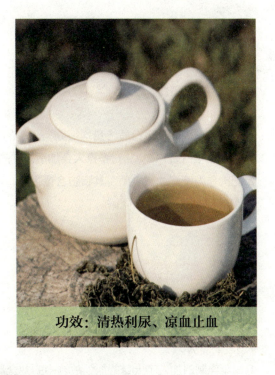

功效：清热利尿、凉血止血

十味地黄茶

🍲 材料

熟地黄、生地黄、山药、泽泻、山萸肉、牡丹皮、牛膝、车前子、当归身、五味子各10克

🍵 做法

1. 将熟地黄、生地黄、山药、泽泻、山萸肉、牡丹皮、牛膝、车前子、当归身、五味子洗净。
2. 将药材放入锅中，加水1000毫升，以大火煮沸后，转小火续煮20分钟。
3. 将药汁倒出，稍放凉即可饮用。

功效：生津益肺、补肾涩精

肥肉　慎食原因

• **忌吃关键词**

高胆固醇、高蛋白、肥厚油腻、高脂肪

• **忌吃的原因**

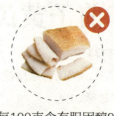

1. 肥肉的胆固醇和蛋白质含量均很高，一般的半肥瘦猪肉中，每100克含有胆固醇80毫克，含蛋白质13.2克，过多摄入会加重肾脏的负担，不利于慢性肾炎的病情。

2. 肥肉作为肥厚油腻之品，其脂肪含量很高，而且难以消化，慢性肾炎患者尤其是脾肾阳虚型的患者不宜食用。

榨菜　慎食原因

• **忌吃关键词**

高钠、刺激性

• **忌吃的原因**

1. 榨菜腌制时加入了大量的盐，故其中的钠含量在4.1%以上，过多地食用可导致全身浮肿及腹水，加重了慢性肾炎患者水肿的症状。

2. 榨菜加入了干辣椒粉、花椒、茴香、胡椒、肉桂等热性的并且具有辛辣刺激性的调料，它们可刺激肾脏细胞，促使肾脏炎症程度加重，不利于慢性炎症的病情。

皮蛋　慎食原因

• **忌吃关键词**

高蛋白质、高钠、铅

• **忌吃的原因**

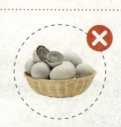

1. 皮蛋的蛋白质、钠含量均很高，每100克皮蛋中含蛋白质14.2克，含钠542.7毫克，过多地摄入蛋白质以及水钠潴留会增加肾脏的排泄负担，加重蛋白尿、水肿等症状。

2. 皮蛋是用混合纯碱、石灰、盐、氧化铝等包裹鸭蛋腌制而成，其中含有铅，经常食用可引起铅中毒，导致失眠、注意力不集中、贫血、脑功能受损、思维缓慢、关节疼痛等症状，不利于慢性肾炎患者病情的恢复。

白酒 慎食原因

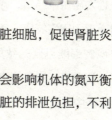

- **忌吃关键词**

酒精

- **忌吃的原因**

1. 白酒的酒精浓度很高，酒精具有强烈的刺激性，它可刺激肾脏细胞，促使肾脏炎症加重，不利于慢性炎症的病情。

2. 白酒属于烈性酒，可严重损害神经系统和肝脏，同时，它也会影响机体的氮平衡，增加蛋白质的分解，从而使血液中的尿素氮含量增加，加重肾脏的排泄负担，不利于慢性肾炎的病情。

咖啡 慎食原因

- **忌吃关键词**

咖啡因、中枢神经兴奋剂

- **忌吃的原因**

1. 咖啡含有咖啡因，咖啡因是一种黄嘌呤生物碱化合物，它可以刺激心脏，使心跳加快、血压升高，从而加大心脏和肾脏的负担，不利于慢性肾炎患者的病情控制。

2. 咖啡因同时也是一种中枢神经兴奋剂，有提神醒脑之功用，但是如果长期饮用或一次性饮用过多，可影响睡眠的质量，对慢性肾炎患者的病情控制不利。

浓茶 慎食原因

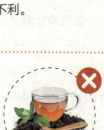

- **忌吃关键词**

咖啡因、茶碱

- **忌吃的原因**

1. 浓茶中也含有咖啡因，咖啡因是一种黄嘌呤生物碱化合物，它可以刺激心脏使心跳加快、血压升高，从而加大心脏和肾脏的负担，不利于慢性肾炎患者的病情控制。

2. 慢性肾炎患者由于病程长，病情反复，往往精神状态不佳，而浓茶中含有可兴奋神经的茶碱，会影响患者的睡眠质量，久之还可引起神经衰弱。

尿道结石

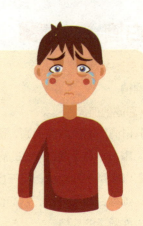

　　凡在人体肾脏、输尿管、膀胱、尿道出现的结石，统称为泌尿系结石，亦称尿石症。其主要症状有肾区或尿道感到剧烈绞痛，痛感常向大腿根部、会阴部放射，出现肉眼能见到的脓尿、血尿，严重者出现少尿、无尿，伴发热、寒颤等全身症状，并迅速发展成急性尿毒症伴酸中毒而危及生命。

中医分型

①湿热蕴结型：清热利湿、通淋排石。

　　症状：腹部疼痛，甚则痛引腰骶，小腹及两侧胀满，小便频数、颜色黄赤，尿道灼热刺痛，或尿血、血色鲜红，尿中夹杂细碎砂石，或伴有寒热往来、口苦、恶心呕吐等症状。

　　宜：车前草、玉米须、萹蓄、金钱草、海金沙、鸡内金、石韦、泥鳅、赤小豆、马蹄、绿豆、冬瓜、玉米、竹笋等。

　　忌：热性、辛辣刺激性食物。

②气滞血瘀型：理气活血、通淋排石。

　　症状：腹部酸胀疼痛，多数疼痛如针刺状，小腹或小腹两侧胀满，常持续性地隐隐作痛，疼痛固定不移，小便排出不畅，偶有尿血，血色紫暗，尿中夹杂细碎砂石，伴胸胁满闷胀痛。舌质紫暗有瘀点，脉弦涩。

　　宜：川楝子、延胡索、石韦、瞿麦、车前草、海金沙、金钱草、黑木耳、赤小豆、鲫鱼、田螺、冬瓜、马蹄、西瓜等。

　　忌：辛辣刺激性食物。

③肾气不足型：补肾益气、利尿排石。

症状：下腹部有下坠感，小便排出无力，小便排出不困难，但排尿后有排泄不尽的感觉，同时伴有面色苍白无华，神疲乏力，头晕目眩，腰膝酸软，遗精，大便稀，但排出不畅，舌质淡、苔薄白，脉沉弱。

（宜）：车前草、鸡内金、牛膝、熟地、山萸、山药、泽泻、茯苓、核桃、甲鱼、蛤蜊、黑木耳、黑豆、马蹄、板栗等。

（忌）：生冷食物、辛辣刺激性食物。

饮食注意

√ 改善饮食结构。

√ 养成多喝水的习惯以增加尿量，有利于体内多种盐类、矿物质的排出，此称为"内洗涤"。

√ 磷酸盐结石患者宜低磷、低钙饮食，并口服氯化铵促进结石排出。

× 草酸钙结石者忌食含草酸较高的食物，例如菠菜、土豆、甜菜、橘子、巧克力及浓茶等，尤其是菠菜和浓茶可导致高草酸尿。

× 尿酸钙结石者应少食动物内脏、肉类等。

生活保健

√ 平时要多活动，如散步、慢跑、做体操等，体力好的时候还可以原地跳跃，同样有利于预防泌尿系结石复发。

√ 积极治疗原发病，如尿路感染、痛风、糖尿病等。

√ 钙结石的形成与高钙尿症、高草酸尿有关，在预防的同时，要检查排除甲状旁腺功能亢进、特发性高钙尿和肾小管性酸中毒等疾病。

√ 患者还应定期上医院检查，观察结石的"动向"。

× 注意饮水卫生，注意水质，避免饮用含钙过高的水。

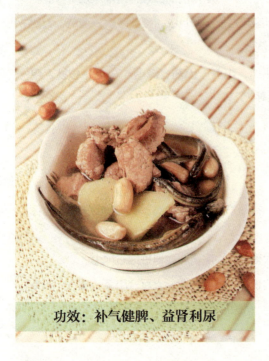

功效：补气健脾、益肾利尿

花生瘦肉泥鳅汤

材料

花生200克，瘦肉300克，泥鳅350克，姜片少许，盐3克，胡椒粉2克

做法

1. 将处理好的瘦肉切成块，余水后捞出。
2. 砂锅中注入适量的清水大火烧热，倒入瘦肉、花生、姜片，搅拌片刻，盖上锅盖，烧开后转小火煮1个小时，掀开锅盖，倒入处理好的泥鳅，加入少许盐、胡椒粉，搅匀调味，再续煮5分钟，使食材入味。
3. 将煮好的汤盛出装入碗中即可。

赤小豆麦片粥

材料

赤小豆30克，燕麦10克，白糖30克，水淀粉适量

做法

1. 锅中倒入约800毫升清水烧开，放入洗净的赤小豆，盖上锅盖，转小火煮1小时至赤小豆完全熟软。
2. 揭开盖，倒入燕麦，再盖上锅盖，用小火煮20分钟至散出麦香味，取下盖子，加入白糖搅拌匀，续煮一会儿至白糖完全溶化，倒入少许水淀粉勾芡，盛出即可。

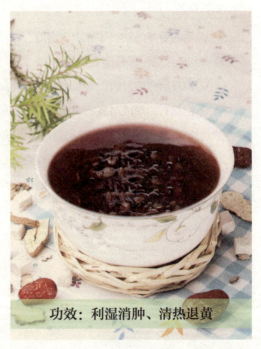

功效：利湿消肿、清热退黄

圣女果甘蔗马蹄汁

材料

圣女果100克，去皮马蹄120克，甘蔗110克

做法

1. 将洗净去皮的马蹄对半切开；将处理好的甘蔗切条，再切成小块，待用。

2. 备好榨汁机，倒入甘蔗块，榨取甘蔗汁待用。

3. 备好榨汁机，倒入圣女果、马蹄，倒入榨好的甘蔗汁，盖上盖，调转旋钮至1挡，榨取果汁，倒入杯中即可。

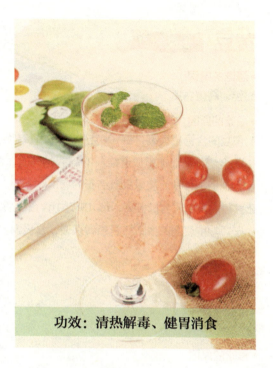

功效：清热解毒、健胃消食

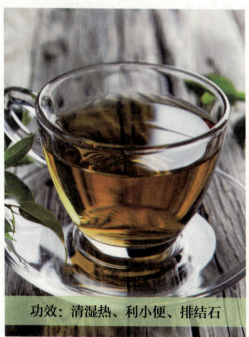

功效：清湿热、利小便、排结石

三金消石茶

材料

鸡内金10克、金钱草20克，海金沙25克，冰糖10克

做法

1. 将海金沙用布包扎好，与鸡内金、金钱草一起放入锅中，加水500毫升。

2. 用大火煮沸后再转小火煮10分钟左右，加入冰糖即可。

黄豆 慎食原因

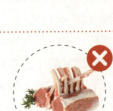

● **忌吃关键词**

高钙、高蛋白质

● **忌吃的原因**

1. 黄豆的含钙量极高，每100克中含钙191毫克，尿道结石患者食用后可轻易增加其尿钙的含量，从而加重尿道结石的病情，同时，黄豆的嘌呤含量也很高，食用后促使尿酸含量增加，从而加重尿道结石的病情。

2. 黄豆的蛋白质含量极高，每100克中含蛋白质35克，这无疑加重了肾脏的排泄负担，对于肾功能衰弱的尿路结石患者来说，是极为不利的。

羊肉 慎食原因

● **忌吃关键词**

高嘌呤、高蛋白质、性热

● **忌吃的原因**

1. 羊肉的嘌呤含量很高，尿道结石患者食用后容易使尿酸含量增加，从而加重尿酸结石的病情。

2. 羊肉属于高蛋白质食物，每100克中含蛋白质20.5克，这无疑加重了肾脏的排泄负担，对于肾功能衰弱的尿道结石患者来说，是极为不利的。

3. 羊肉性热，食用后可助热上火，湿热蕴结型的尿道结石患者不宜食用。

咖啡 慎食原因

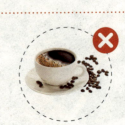

● **忌吃关键词**

咖啡因

● **忌吃的原因**

1. 研究表明，相对于不喝咖啡者，喝咖啡的人尿液中的钙元素较多，而钙会增加患尿道结石的风险，故尿道结石患者不宜饮用咖啡。

2. 咖啡因同时也是一种中枢神经兴奋剂，有提神醒脑之功用，但是如果长期饮用或一次性饮用过多，可影响睡眠的质量，对于尿道结石患者的病情恢复不利。

牛奶 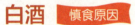慎食原因

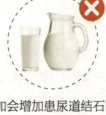

• 忌吃关键词
高钙

• 忌吃的原因

1. 牛奶的钙含量很高，每100克中含钙104毫克，钙的摄入量增加会增加患尿道结石的风险，故尿道石患者不宜饮用牛奶。

2. 尿道结石患者尤其不要在睡前喝牛奶，因为人在进入睡眠状态后，尿量会减少、浓缩，而饮用牛奶后的2~3小时是钙通过肾脏排泄的高峰，此时便会使尿钙的浓度骤然增大，加重结石的病情。

白酒 慎食原因

• 忌吃关键词
酒精

• 忌吃的原因

1. 白酒中的酒精浓度很高，酒精可加重草酸钙结晶的形成，并且还可抑制尿酸排泄，从而引发结石或引起结石病情加重。

2. 白酒性温，多饮可积温成热，助热上火，湿热蕴结型的尿路结石患者不宜饮用。

3. 白酒可影响人体氮平衡，增加蛋白质的分解，从而使血液中的尿素氮含量增加，加重肾脏的排泄负担，不利于尿道结石患者的病情。

巧克力 慎食原因

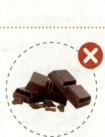

• 忌吃关键词
草酸盐、高糖

• 忌吃的原因

1. 巧克力含有大量的草酸盐，草酸盐和尿中的钙结合形成草酸钙，从而形成结石，所以尿道结石患者不宜食用巧克力，否则可导致病情加重。

2. 巧克力含糖量也很高，每100克中含有糖分51.9克，大量的糖分在肠内酵解，产生大量的气体，从而引发腹胀、腹痛等症状，加重尿道结石患者的不适，并且过量糖分的摄入还会加速尿道结石的产生。

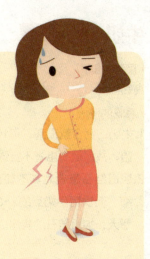

慢性盆腔炎

MAN XING PEN QIANG YAN

慢性盆腔炎是指女性内生殖器及其周围结缔组织、盆腔腹膜的慢性炎症。其全身症状多不明显，有时可有低热、容易感到疲劳等，因其病程较长，部分患者还会出现神经衰弱的症状，局部的症状主要表现为月经紊乱、白带增多、腰腹部的疼痛以及不孕等症。慢性盆腔炎容易引起慢性附件炎，此时可触及肿块。中医认为慢性盆腔炎多由禀赋不足、摄生不慎、阴户不洁或劳倦过度所致。

中医分型

①湿热瘀结型：**清热解毒、利湿排脓。**

症状：下腹部疼痛拒按，或胀满，热势起伏不定，寒热往来，带下量多，色黄质稠，气味臭秽，经期延长，大便溏稀或燥结，小便短赤，舌质红有瘀点，苔黄厚，脉弦滑。

宜：黄芩、黄连、桔梗、黄柏、连翘、土茯苓、丹参、绿豆、赤小豆、马齿苋、蕨菜、田鸡等。

忌：辛辣刺激性食物，煎炸、烧烤食物。

②气滞血瘀型：**理气活血、化瘀止痛。**

症状：小腹胀痛或刺痛，月经期腰腹疼痛加重，经血量多有血块，带下频多，情志抑郁，乳房及胸胁胀痛，舌体紫暗，有瘀斑、瘀点，苔薄白，脉弦涩。

宜：当归、乌药、川芎、桃仁、五灵脂、香附、木香、延胡索、茼蒿、干荔枝、佛手瓜、芹菜、柚子、橘子等。

忌：辛辣刺激性食物、难消化食物。

③寒湿凝滞型：**祛寒除湿、活血化瘀。**

症状：小腹冷痛，或坠胀疼痛，经行加重，得热痛缓，腰骶部冷痛，小便频数清长，舌质暗红，舌苔白腻，脉沉迟。

宜：乌药、延胡索、桃仁、没药、当归、川芎、肉桂、蒲黄、五灵脂、茴香、生姜、桂圆、干荔枝。

忌：寒凉生冷食物。

④气虚血瘀型：益气健脾、化瘀散结。

症状：下腹部疼痛结块，缠绵日久不愈，痛连腰骶，经期加重，神疲无力，食少纳呆，舌质暗红，有瘀斑、瘀点，舌苔白，脉弦涩无力。

宜：桃仁、红花、莪术、黄芪、党参、白术、山药、三棱、鸡内金、干荔枝、粳米、小米、黑木耳、猪肚、鸽肉等。

忌：寒凉生冷食物。

饮食注意

√ 发热期间饮食宜清淡，对高热伤津的病人可给予梨汁、苹果汁或西瓜汁等饮用，但不可冰冻后饮用。

√ 白带色黄、量多、质稠的患者属湿热症，忌食煎烤、油腻、辛辣之物；

√ 体质虚弱者多食肉类、鱼类、蛋类、菌菇类等食物，以滋补强身。

✕ 少食烧烤、煎炸类食物，平时忌喝冷饮，忌食冰镇食物，饮食宜清淡。

✕ 治疗期间，忌食辛辣刺激性食物和虾蟹等发物。

生活保健

√ 患者要多了解关于慢性盆腔炎的知识，要清楚它是可防可治的，树立起战胜疾病的信心。

√ 性生活要节制，性生活前后要注意清洁，保持外阴清洁卫生。在经期、产褥期、流产后更应注意卫生，防止感染。

√ 在平时的生活中，要注意劳逸结合，适当进行一些强身健体的运动锻炼。

√ 勤洗澡，勤换衣服，内裤要经常加热消毒及日晒。

√ 可以用热水袋局部热敷小腹部，能缓解症状，有利于病情恢复。

√ 成年女性应注意避孕，避免或减少人工流产手术及其他妇科手术对盆腔的损伤，避免病菌侵入盆腔内。

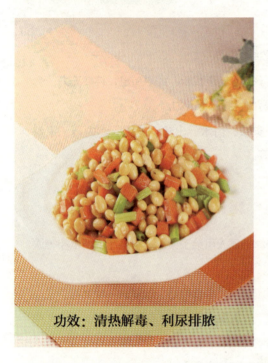

功效：清热解毒、利尿排脓

芹菜炒黄豆

🍲 材料

熟黄豆220克，芹菜梗80克，胡萝卜30克，盐3克，食用油适量

🍜 做法

1. 将洗净的芹菜梗切小段，将洗净去皮的胡萝卜切丁。
2. 锅中注水烧开，加盐，倒入胡萝卜丁搅拌，煮约1分钟至其断生后捞出，沥水，待用。
3. 用油起锅，倒入芹菜炒匀至变软，再倒入胡萝卜丁、熟黄豆快速翻炒，加盐炒匀调味，关火后盛出装盘即成。

茼蒿排骨粥

🍲 材料

茼蒿80克，芹菜50克，排骨100克，水发大米150克，盐2克，鸡粉2克，胡椒粉少许

🍜 做法

1. 将洗净的芹菜切粒；将洗好的茼蒿切碎。
2. 砂锅中注水烧开，放入大米搅匀，烧开后用小火炖15分钟，揭盖，放入排骨，盖上盖，用小火再炖30分钟。
3. 揭盖，加入盐、鸡粉，撒入胡椒粉，搅匀调味，放入茼蒿，搅匀，继续煮至熟软即可。

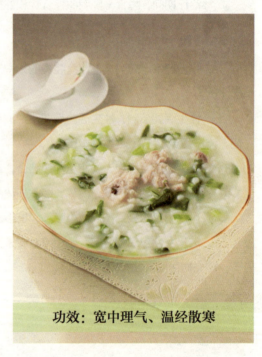

功效：宽中理气、温经散寒

紫菜冬瓜汤

🍲 材料

水发紫菜70克，冬瓜160克，姜片少许，盐2克，鸡粉2克，料酒4毫升，食用油适量

🍲 做法

1. 将洗净去皮的冬瓜切块，再切成片。
2. 热锅注油烧热，倒入姜片爆香，淋入料酒，注入清水煮开，倒入冬瓜、紫菜，搅匀，煮至沸，加入盐、鸡粉，搅拌均匀，煮至食材熟软入味。
3. 关火后将煮好的汤盛出，装碗即可。

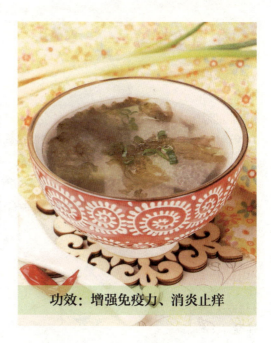

功效：增强免疫力、消炎止痒

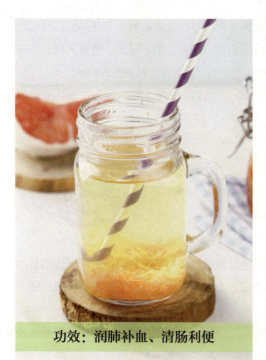

功效：润肺补血、清肠利便

蜂蜜柚子茶

🍲 材料

柚子1个，蜂蜜50克，冰糖50克，食盐适量

🍲 做法

1. 先用食盐擦洗柚子表皮，然后将柚子冲洗干净。将柚子皮切丝；将柚子肉撕碎。
2. 将柚子皮倒入锅中，加入清水，开大火，加盐，煮至透明状捞出；另起锅，将果肉倒入锅中，清水煮软后捞出。
3. 将柚子皮倒入锅中，加入冰糖、清水煮至稠状，将煮好的柚子浆、果肉一同倒入罐子中，加入适量蜂蜜，密封后冷藏即可。

羊肉　慎食原因

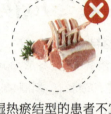

● **忌吃关键词**

性热

● **忌吃的原因**

1. 羊肉性大热，食用后可助热上火，慢性盆腔炎患者尤其是湿热瘀结型的患者不宜食用，否则可加重其下腹部疼痛拒按、胀满、带下量多、色黄质稠、气味臭秽、大便溏稀或燥结、小便短赤、舌质红有瘀点、苔黄厚、脉弦滑等症状。

2. 关于羊肉的食用禁忌，在《金匮要略》中有记载："有宿热者不可食之。"所以，湿热瘀结型的慢性盆腔炎患者应当忌食。

狗肉　慎食原因

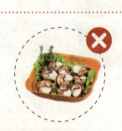

● **忌吃关键词**

性温

● **忌吃的原因**

1. 狗肉性温偏热，和羊肉一样，食用后可助热上火，慢性盆腔炎患者尤其是湿热瘀结型的患者不宜食用，否则可加重其下腹部疼痛拒按、胀满、带下量多、色黄质稠、气味臭秽、大便溏稀或燥结、小便短赤、舌质红有瘀点、苔黄厚、脉弦滑等症状。

2. 关于狗肉的食用禁忌，《本草纲目》有记载："热病后食之，杀人。"故湿热瘀结型的慢性盆腔炎患者不宜食用。

田螺　慎食原因

● **忌吃关键词**

性寒

● **忌吃的原因**

1. 田螺性大寒，寒湿凝滞、气虚血瘀型的慢性盆腔炎患者均不宜食用，否则可加重其小腹冷痛、坠胀疼痛、经行加重、腰骶部冷痛、小便频数清长、舌质暗红、舌苔白腻、脉沉迟等症状。

2. 关于田螺的食用禁忌，《本经逢原》指出："多食令人腹痛泄泻。"故田螺不宜多食，否则导致腹痛腹泻，不利于慢性盆腔炎的病情。

白酒 慎食原因

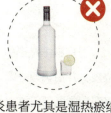

- **忌吃关键词**

性温、酒精、刺激性

- **忌吃的原因**

1. 白酒性温偏热，和羊肉一样，食用后可助热上火，慢性盆腔炎患者尤其是湿热瘀结型的患者不宜食用，否则可加重其下腹部疼痛拒按、胀满、带下量多、色黄质稠、气味臭秽、大便溏稀或燥结、小便短赤、舌质红有瘀点、苔黄厚、脉弦滑等症状。

2. 白酒的酒精浓度很高，具有一定的刺激性，它可刺激盆腔病灶，致使其局部充血、水肿，从而加重盆腔炎的病情。

咖啡 慎食原因

- **忌吃关键词**

咖啡因、中枢神经兴奋剂

- **忌吃的原因**

1. 咖啡中含有咖啡因，咖啡因是一种黄嘌呤生物碱化合物，它可刺激盆腔里的炎症病灶，促使其局部充血、水肿，从而加重盆腔炎的病情。

2. 咖啡因同时也是一种中枢神经兴奋剂，有提神醒脑之功用，但是如果长期饮用或饮用过多，可影响睡眠的质量，对于慢性盆腔炎患者的病情不利。

辣椒 慎食原因

- **忌吃关键词**

辣椒素、刺激性、性热

- **忌吃的原因**

1. 辣椒含有辣椒素，具有强烈的刺激性，可刺激盆腔里的炎症病灶，促使其局部充血、水肿，从而加重盆腔炎的病情。

2. 辣椒属于大热之品，食用后可助热上火，慢性盆腔炎患者尤其是湿热瘀结型的患者不宜食用，否则可加重其下腹部疼痛拒按、胀满、寒热往来、带下量多、色黄质稠、气味臭秽、大便溏稀或燥结、小便短赤、舌质红有瘀点、苔黄厚、脉弦滑等症状。

子宫脱垂

子宫脱垂是指由于支撑子宫的组织受损或抵抗力减弱，致使子宫脱离其正常的位置，并沿阴道下降，甚至整个子宫体与宫颈脱出阴道口外的妇科病。其症状主要表现为腰骶部的酸痛，劳累后加重，卧床休息后可缓解。子宫脱垂患者还经常并发泌尿道的症状以及月经的改变、白带增多等症状。

中医分型

①**气虚型：补中益气、升阳举陷。**

症状：子宫下移或脱出阴道口外，阴道壁松弛膨出，劳累后加重，伴小腹坠胀，身体乏力困倦，面色无华，四肢乏力，小便频数，带下频多，质清稀色淡，舌淡苔白，脉缓弱。

宜：黄芪、白术、升麻、柴胡、金樱子、土鸡、乌鸡、猪肚、鲫鱼、粳米、小米、银耳、木耳等。

忌：辛辣刺激性食物，生冷食物。

②**肾虚型型：补肾固脱、益气举陷。**

症状：子宫下垂，日久不愈，小腹坠胀，伴头晕耳鸣、腰膝酸软冷痛，小便频数，夜间更甚，带下清稀，舌淡，脉沉弱。

宜：人参、熟地、杜仲、山茱萸、升麻、当归、牛肉、板栗、黑豆、鸽肉、甲鱼、芡实、山药、黑木耳等。

忌：辛辣刺激性食物，生冷食物。

③**湿热型：清热利湿、益气举陷。**

症状：子宫脱出阴道口外，表面溃烂，黄水淋漓，或小便灼热，或口干口苦，舌质红，苔或黄腻，脉或沉乏力。

宜：黄柏、柴胡、黄芪、黄连、金银花、丹参、马齿苋、油菜、绿豆、丝瓜、蕨菜等。

（忌）：辛辣刺激性食物，虾、蟹等发物。

饮食注意

√ 多喝水，多吃水果、蔬菜、坚果、谷类等食物。

√ 多食有补气、补肾作用的食品，如鸡、山药、扁豆、莲子、芡实、韭菜、红枣等。

√ 肉类以及豆类等食物打碎打烂吃，有利于养分的吸收，可减少消化不良、腹胀症状。

× 子宫脱出阴道口外的患者，忌食燥热辛辣刺激性食物，虾、蟹等发物，以免湿热下注，引起子宫红肿、糜烂。

生活保健

√ 更年期及老年妇女，应特别注意劳逸结合，避免过度疲劳。适当减轻工作，避免参加重体力劳动。

√ 适当进行身体锻炼，坚持做肛提肌运动锻炼，以防组织过度松弛或过早衰退。

√ 要注意保持心情舒畅，减少精神负担，排除紧张、焦虑、恐惧的情绪。

√ 积极防治老年性慢性支气管炎，以免久咳气虚，引发或加重子宫脱垂症状。

√ 定期进行全身及妇科检查，及早发现和治疗各种常见病。

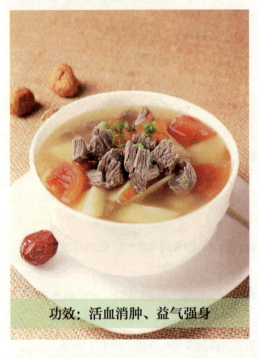

功效：活血消肿、益气强身

家常牛肉汤

🥟 材料

牛肉200克，土豆150克，西红柿100克，姜片、枸杞各少许，盐、鸡粉各2克，胡椒粉、料酒各适量

🍲 做法

1. 把洗净的牛肉切丁；将去皮洗净的土豆切块；将洗好的西红柿切块。
2. 砂煲中注水烧开，放入姜片、枸杞、牛肉丁，淋入料酒，用大火煮沸，掠去浮沫，用小火煲煮约30分钟。
3. 揭盖，倒入土豆、西红柿，再煮15分钟，加盐、鸡粉、胡椒粉调味即可。

红薯板栗排骨汤

🥟 材料

红薯150克，排骨段350克，板栗肉60克，姜片少许，盐、鸡粉各2克，料酒5毫升

🍲 做法

1. 将洗净去皮的红薯切块；将板栗肉切块；将排骨段余水后捞出，待用。
2. 锅中注水烧开，倒入排骨、板栗肉、姜片，淋入料酒，盖上盖，煮沸后用小火煮约30分钟，倒入红薯块，用小火续煮约15分钟，至全部食材熟透。
3. 加入盐、鸡粉，搅匀调味即可。

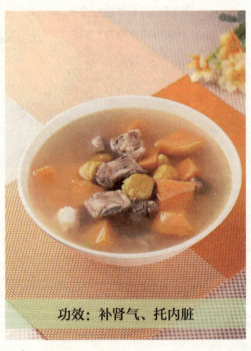

功效：补肾气、托内脏

黑豆莲藕鸡汤

🍲 材料

水发黑豆100克，鸡肉300克，莲藕180克，姜片少许，盐、鸡粉各少许，料酒5毫升

🍲 做法

1. 将洗净去皮的莲藕切成丁；将洗好的鸡肉切开，再斩成小块，汆水后捞出。

2. 砂锅中注水烧开，放入姜片、鸡块、黑豆、藕丁，淋入少许料酒，盖上盖，煮沸后用小火炖煮40分钟至食材熟透。

3. 加入少许盐、鸡粉搅匀调味即成。

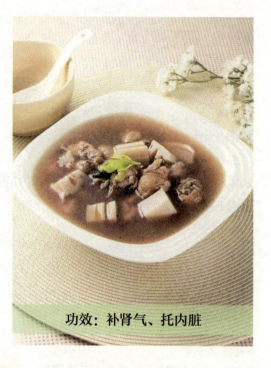

功效：补肾气、托内脏

功效：补肾气、养肝血、举内脏

韭菜鸭血汤

🍲 材料

鸭血300克，韭菜150克，姜片少许，盐2克，鸡粉2克，芝麻油3毫升，胡椒粉少许

🍲 做法

1. 将洗净的鸭血切成大小一致的片，汆水后捞出；将洗好的韭菜切成小段。

2. 锅中注水烧开，倒入姜片、鸭血，加入少许盐、鸡粉，搅匀调味，放入韭菜段，淋入少许芝麻油，撒上少许胡椒粉，搅匀调味。

3. 关火后将煮好的汤料盛出即可。

忌吃食物

JI CHI SHI WU

蚌肉 慎食原因

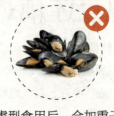

● **忌吃关键词**

性寒、发物

● **忌吃的原因**

1. 蚌肉为性寒之物，食用后可伤脾气，子宫脱垂患者尤其是气虚型食用后，会加重子宫脱垂的病情，使脱垂的子宫难以恢复。

2. 蚌为海鲜发物，子宫脱垂患者食用后可加重脱出肿物的溃疡、感染、出血等症状，加重子宫脱垂的病情。

田螺 慎食原因

● **忌吃关键词**

性寒

● **忌吃的原因**

1. 田螺属于大寒之物，食用后可伤脾气，子宫脱垂患者尤其是气虚型的患者食用后，会加重子宫脱垂的病情，使脱垂的子宫难以恢复。

2. 关于田螺的食用禁忌，《本经逢原》指出："多食令人腹痛泄泻。"故田螺不宜多食，否则导致腹痛腹泻，不利于子宫脱垂患者的病情。

螃蟹 慎食原因

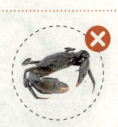

● **忌吃关键词**

性寒、发物

● **忌吃的原因**

1. 螃蟹性寒，具有寒性下坠的作用，子宫脱垂患者尤其是肾虚型的患者食用后，可导致子宫虚冷下垂，进一步加重子宫脱垂的病情。

2. 螃蟹为海鲜发物，子宫脱垂患者食用后可加重脱出肿物的溃疡、感染、分泌物增多、出血等症状，加重子宫脱垂的病情。

苦瓜  慎食原因

• 忌吃关键词

性寒、奎宁

• 忌吃的原因

1. 苦瓜性寒而滑利，食用后可导致脾胃功能虚弱，从而导致中气不足，使子宫下滑，加重了子宫脱垂的病情。

2. 关于苦瓜的食用禁忌，《随息居饮食谱》中有告诫："寒者（寒底）勿食。"而《滇南本草》也有记载说："脾胃虚寒者，食之令人吐泻腹痛。"

3. 苦瓜含有奎宁，奎宁有刺激子宫收缩的作用，不利于子宫脱垂患者的病情。

浓茶 慎食原因

• 忌吃关键词

咖啡因、茶碱

• 忌吃的原因

1. 茶叶中含有咖啡因，浓茶中的咖啡因浓度很高，它具有一定的刺激性，它可刺激脱出物，促使其局部充血、水肿，从而加重溃疡、感染、分泌物增多、出血等症状。

2. 浓茶中含有的茶碱还有兴奋中枢神经的作用，多饮会影响睡眠，长此以往还会导致神经衰弱，不利于子宫脱垂病情的恢复。

辣椒 慎食原因

• 忌吃关键词

性热、辣椒素、刺激性

• 忌吃的原因

1. 辣椒属于大热之品，食用后可助热上火，湿热型的子宫脱垂患者不宜食用，否则可加重其脱出物表面溃烂、小便灼热等病情。

2. 辣椒含有辣椒素，具有强烈的刺激性，它可刺激脱出物，促使其局部充血、水肿，从而加重溃疡、感染、分泌物增多、出血等症状。

慢性前列腺炎

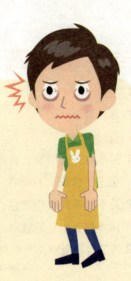

　　慢性前列腺炎是泌尿外科常见疾病，其症状也是复杂多样的，常见的主要有尿道刺激，尿频、尿急、尿痛，清晨尿道口出现黏液、黏丝或脓性分泌物，后尿道口不适或流出白色液体，会阴、肛门、阴茎、睾丸、腹股沟不适，还可出现射精痛、性欲减退、阳痿等性功能障碍，全身的症状还可有乏力、头晕、失眠、抑郁等。

中医分型

　　①湿热蕴结型：**清热、利湿、通淋。**

　　症状：小便频数，热涩疼痛，腰骶部及会阴部胀痛，遗精频作，阳痿，阴囊及会阴部潮湿、臊臭，下肢困重酸软，或恶心呕吐，舌质红、苔黄腻，脉濡数。

　　宜：车前子、瞿麦、扁蓄、栀子、木通、白茅根、牛蛙、红豆、马蹄、薏米、绿豆、西瓜、田螺等。

　　忌：燥热、辛辣刺激性食物。

　　②气滞血瘀型：**活血化瘀、行气止痛。**

　　症状：会阴部和小腹部胀满刺痛，小便淋漓，或滞涩不畅，伴早泄、阳痿、胸闷心烦、两胁疼痛，伴有食少腹胀，舌质暗有瘀点，脉象沉涩。

　　宜：香附、泽兰、赤芍、桃仁、红花、乳香、没药、败酱草、蒲公英、莲藕、鲫鱼、牛蛙、佛手瓜、山楂等。

　　忌：辛辣刺激性食物、虾蟹等发物。

　　③阴虚火旺型：**滋阴降火。**

　　症状：小便灼热涩痛，尿少或点滴不出，有尿血，口渴咽干喜冷饮，腰膝酸软，小腹疼痛，伴盗汗遗精、五心烦热，大便干燥难解等症，舌质红、少苔或无苔，脉细数。

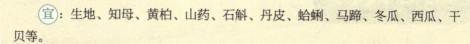

宜：生地、知母、黄柏、山药、石斛、丹皮、蛤蜊、马蹄、冬瓜、西瓜、干贝等。

忌：燥热、辛辣刺激性食物。

④肾阳虚损型：补肾助阳、利尿通淋。

症状：小便频数清冷，淋漓不尽，小腹冷痛，尿如米汤水样，伴遗精滑泻、阳痿不举，腰膝酸痛，畏寒怕冷、四肢不温，舌质淡、苔薄白，脉沉细。

宜：车前子、牛膝、桂枝、山茱萸、泽泻、熟地、杜仲、鲈鱼、核桃、生姜、榴莲等。

忌：寒凉生冷食物。

饮食注意

√ 饮食宜清淡，营养要全面，多食蔬菜水果，保持大便通畅。

√ 多食含锌食物（如坚果类、贝类、豆类等食物），因为前列腺中锌的含量决定了前列腺自行抗菌消炎的能力。

× 多食有利尿作用的食物，如绿豆、赤小豆、冬瓜、莴笋、西瓜等食物，可辅助治疗前列腺炎。

× 忌酗酒，忌贪食油腻食物，忌辛辣刺激性食物，改变不良的饮食习惯。

生活保健

√ 先要调整自己的心态，有必要的可进行抗抑郁、抗焦虑的治疗。

√ 坚持每天早晨慢跑10~15分钟，沿着尿道两侧进行按摩15~20分钟，夏天的时候，还可以用湿毛巾冷敷睾丸。

√ 要纠正长期久坐不动、性生活过频、手淫过多等不良的生活习惯。

√ 起居要有规律，性生活要有节制，避免房事过度、强忍精出。

√ 适当的前列腺按摩也是治疗方法之一，可促进前列腺腺管排空并增加局部的药物浓度，进而缓解慢性前列腺炎患者的症状。

× 不可私自乱用补肾壮阳之品，用药应适度，应详查病情，辨证施治。

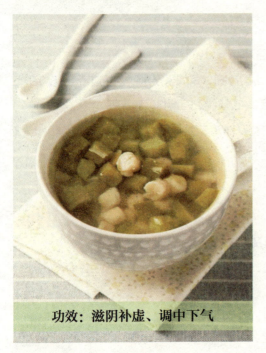

功效：滋阴补虚、调中下气

干贝苦瓜汤

🍲 材料

苦瓜80克，干贝30克，盐2克，芝麻油、黑胡椒各适量

🍲 做法

1. 将洗净的苦瓜对半切开，去籽，切成条，再切丁。
2. 取一个杯子，放入苦瓜、干贝；注入适量清水，放入盐，搅拌匀，再用保鲜膜盖住杯口，放入电蒸锅蒸15分钟。
3. 待时间到揭开盖，将杯子取出，揭开保鲜膜，放入芝麻油、黑胡椒，搅拌调味即可。

清蒸开屏鲈鱼

🍲 材料

鲈鱼500克，姜丝、葱丝、彩椒丝各少许，盐2克，鸡粉2克，胡椒粉少许，蒸鱼豉油少许，料酒8毫升，食用油适量

🍲 做法

1. 将处理好的鲈鱼切去背鳍，切下鱼头，鱼背部切一字刀，装入碗中，放盐、鸡粉、胡椒粉、料酒腌渍。
2. 把鲈鱼摆放成孔雀开屏的造型，放入烧开的蒸锅中，用大火蒸7分钟。
3. 取出鲈鱼，撒上姜丝、葱丝、彩椒丝，浇上少许热油、蒸鱼豉油即可。

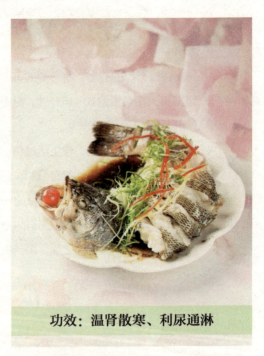

功效：温肾散寒、利尿通淋

芦笋马蹄藕粉汤

材料

马蹄肉50克，芦笋40克，藕粉30克，

做法

1. 将洗净去皮的芦笋切丁；将洗好的马蹄肉切开，改切成小块。
2. 把藕粉装入碗中，倒入适量温开水，调匀，制成藕粉糊，待用。
3. 砂锅中注入适量清水烧热，倒入切好的食材，拌匀，用大火煮约3分钟，至汤汁沸腾，再倒入调好的藕粉糊，拌匀，至其溶入汤汁中。
4. 关火后盛出煮好的藕粉汤即可。

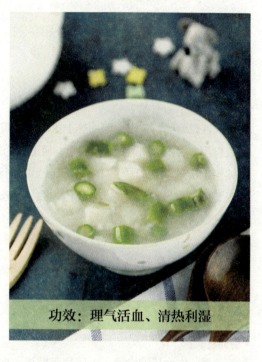

功效：理气活血、清热利湿

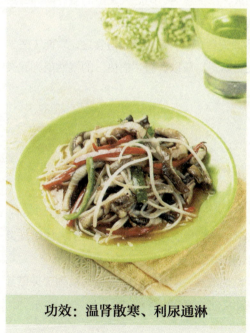

功效：温肾散寒、利尿通淋

绿豆芽炒鳝丝

材料

绿豆芽40克，鳝鱼90克，青椒、红椒各30克，姜片、蒜末、葱段各少，盐3克，鸡粉3克，料酒6毫升，食用油适量

做法

1. 将红椒、青椒切丝；将鳝鱼切丝，放鸡粉、盐、料酒、食用油腌渍。
2. 用油起锅，放入姜片、蒜末、葱段，爆香，放入青椒、红椒，拌炒匀，倒入鳝鱼丝，翻炒匀，淋入适量料酒，炒香，放入洗好的绿豆芽，加入适量盐、鸡粉，炒匀调味即可。

狗肉　慎食原因

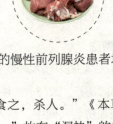

- **忌吃关键词**

性温

- **忌吃的原因**

1. 狗肉性温偏热，食用后可助热上火，湿热蕴结、阴虚火旺型的慢性前列腺炎患者均不宜食用，否则可加重其尿频尿急、尿道内灼热刺痛等症状。

2. 关于狗肉的食用禁忌，《本草纲目》有记载曰："热病后食之，杀人。"《本草经疏》中也有告诫："凡病人阴虚内热，多痰多火者慎勿食之。"故有"湿热"的慢性前列腺炎患者不宜食用。

羊肉　慎食原因

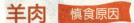

- **忌吃关键词**

性热

- **忌吃的原因**

1. 羊肉属于性大热的食物，食用后可助热上火，湿热蕴结、阴虚火旺型的慢性前列腺炎患者均不宜食用，否则可加重其尿频尿急、尿道内灼热刺痛等症状。

2. 关于羊肉的食用禁忌，在《金匮要略》中有记载："有宿热者不可食之。"而《医学入门》中也有记载："素有痰火者，食之骨蒸。"所以，有"宿热"的慢性前列腺炎患者应当忌食。

韭菜　慎食原因

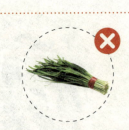

- **忌吃关键词**

硫化丙烯、性温

- **忌吃的原因**

1. 韭菜中含有的硫化物——硫化丙烯具有较强的刺激性，会刺激前列腺组织，加重其炎症程度，加重其尿频、尿急、尿痛、尿道灼热痛等不适症状。

2. 韭菜性温，多食可积温成热，助热上火，湿热蕴结、阴虚火旺型的慢性前列腺炎患者均不宜食用，否则可加重其尿频尿急、尿道内灼热刺痛等症状。

辣椒 慎食原因

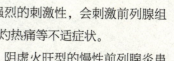

- **忌吃关键词**

性热、辣椒素、刺激性

- **忌吃的原因**

1. 辣椒属于大热大辛的食物，它含有辣椒素，具有非常强烈的刺激性，会刺激前列腺组织，加重其炎症程度，加重其尿频、尿急、尿痛、尿道灼热痛等不适症状。
2. 中医认为，辣椒性热，食用后可助热上火，湿热蕴结、阴虚火旺型的慢性前列腺炎患者均不宜食用，否则可加重其尿频尿急、尿道内灼热刺痛等症状。

白酒 慎食原因

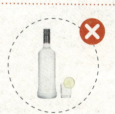

- **忌吃关键词**

性温、酒精

- **忌吃的原因**

1. 白酒性温偏热，和羊肉一样，食用后可助热上火，湿热蕴结、阴虚火旺型的慢性前列腺炎患者均不宜食用，否则可加重其尿频尿急、尿道内灼热刺痛等症状。
2. 白酒的酒精浓度很高，具有一定的刺激性，它可刺激盆腔病灶，促使其局部充血、水肿，致其小便不利，加重慢性前列腺炎的病情。

冰淇淋 慎食原因

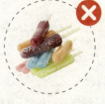

- **忌吃关键词**

性寒凉

- **忌吃的原因**

1. 冰淇淋的温度很低，甚至接近0℃，而人体的正常体温在37℃左右，如此悬殊的温差可对人体的内脏器官造成刺激，使前列腺收缩，导致尿液的流通不利，加重前列腺炎的病情。
2. 冰淇淋性寒凉，肾阳虚损型的慢性前列腺炎患者不宜食用，否则可加重其病情，不利于病情恢复。

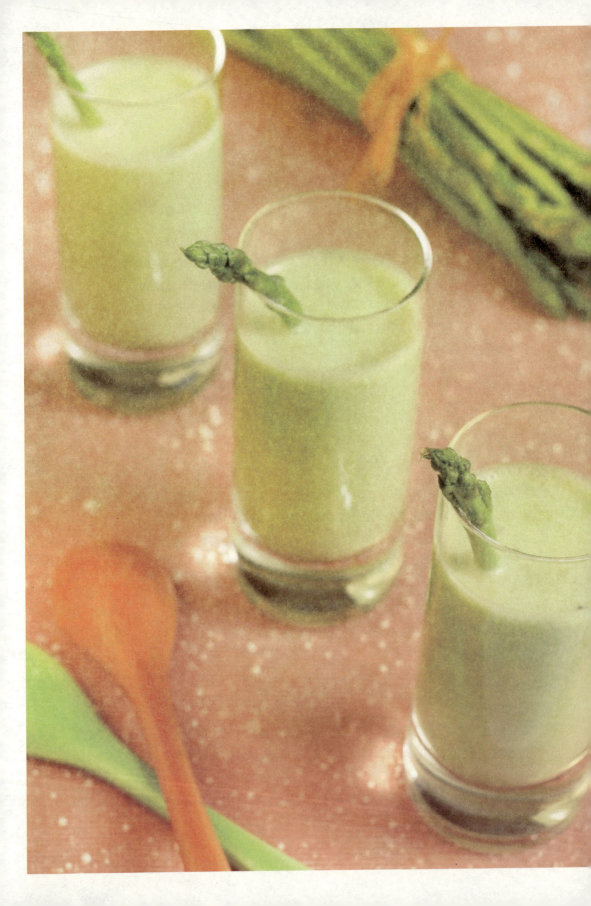

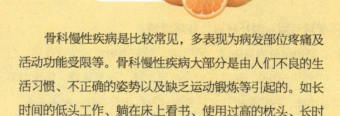

PART 08
骨科慢性疾病

骨科慢性疾病是比较常见，多表现为病发部位疼痛及活动功能受限等。骨科慢性疾病大部分是由人们不良的生活习惯、不正确的姿势以及缺乏运动锻炼等引起的。如长时间的低头工作、躺在床上看书、使用过高的枕头、长时间坐在电脑前面等，这些都是引起颈椎病的重要原因。

本章选取了骨质疏松、肩周炎、风湿性关节炎等3种常见的骨科慢性病，详细介绍了每种病症的定义、中医分型、饮食注意、生活保健等方面的知识，并且根据中医的分型，针对每种病症，推荐了多种有对症食疗功效的药材和食材。同时，针对不同病症，我们还列举出了应该忌吃的常见的食物，并且详细地解释了忌吃的原因。

骨质疏松

GU ZHI SHU SONG

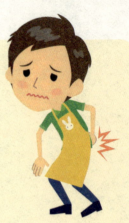

　　骨质疏松是多种原因引起的一组骨病，多数人无明显症状，随着病情的发展和年龄的增长，等到症状出现时，骨钙的流失率常常已经达到了50％以上，加大了治疗的难度。主要症状为骨骼疼痛，继而出现身长缩短、驼背；易发生骨折；胸廓骨骼变形挤压肺部时，会出现胸闷、气短、呼吸困难等症状。

中医分型

①肾虚精亏型：滋补肝肾、益精填髓。

症状：肾虚可分为肾阳虚、肾阴虚。肾阳虚者常见腰背疼痛，腿和膝部有酸软感，受力过大可出现胸、腰椎压缩骨折且变矮、驼背弯腰、畏冷喜暖、夜尿多。肾阴虚者腰背疼痛、腿膝酸软，容易发生骨折，手足心热，咽干舌燥。

（宜）：杜仲、川牛膝、山药、枸杞、山茱萸、菟丝子、龟胶、鳖甲、猪骨、板栗、黑豆、乌鸡、胡萝卜、黑木耳、芝麻等。

（忌）：寒凉生冷食物。

②脾气亏虚型：补气健脾。

症状：腰背疼痛、全身疲软、易困、食欲不振，腹部有满闷感，形体虚胖、肌肉消瘦、面色萎黄或苍白无光，无力、大便溏稀。

（宜）：白术、茯苓、人参、杜仲、甘草、牡蛎、猪蹄、洋葱、牛奶、牛肉、鱼、玉米等。

（忌）：寒凉生冷食物。

③先天不足型：补充精气、扶助阳气

症状：背部下端、髋部及足部隐隐作痛，出现行走困难，常可出现膝关节和踝关节疼痛和下肢的骨折。身高变矮、骨骼畸形，成人以腰背疼痛为主，脊椎椎体压缩性骨折，时间一久会出现脊椎缩短等症。

（宜）：狗脊、骨碎补、牛大力、黄芪、补骨脂、仙灵脾、益智仁、猪骨、虾仁、黑豆、牛奶、黄豆、羊腰等。

（忌）：烟、酒，含有咖啡因的饮料，比如咖啡、可乐、茶。

饮食注意

√ 多吃富含钙（如鱼类、骨头类、蛋类、豆类等）以及富含维生素D的食物（如坚果类等）。

√ 改善饮食结构，每天摄入的酸性食物（大多数的肉类、谷类、水产、鱼类、酒、糖等）和碱性食物（大多数的蔬菜水果）宜遵守1：4的比例。

× 忌食过甜、过咸、油腻及刺激性食物，避免饮用过量的浓茶、咖啡等。

× 控制酒的摄入，禁止吸烟。

生活保健

√ 应改善不良的生活习惯，进行适当的户外运动，适当晒晒太阳，有利于加强人体对钙的吸收。

√ 平时活动时应保持正确的姿势，不要弯腰驼背，以免加重骨骼负担，

√ 要保持良好的心情，不要给自己过大的心理压力。

√ 适当做做跳跃运动可预防骨质疏松，因为进行跳跃时，不仅能让全身的血液循环速度加快，而且冲击力还可激发骨质的形成，妇女在绝经期之前应多进行跳跃运动，老年人也应尽早进行此项锻炼。

√ 晚婚、少育，哺乳期不宜过长，尽可能保存体内钙质，将骨峰值提高到最大值是预防后期骨质疏松的最佳措施。

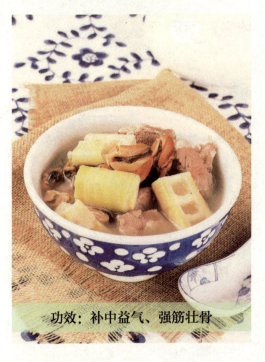

功效：补中益气、强筋壮骨

淡菜竹笋筒骨汤

🍲 材料

竹笋100克，筒骨120克，水发淡菜干50克，盐、鸡粉各1克，胡椒粉2克

🍚 做法

1. 将洗净的竹笋切小段；将筒骨余水。

2. 砂锅注水烧热，放入余烫好的筒骨，倒入泡好的淡菜，放入切好的竹笋，搅匀，加盖，用大火煮开后转小火续煮2小时至汤水入味。

3. 揭盖，加入盐、鸡粉、胡椒粉，搅匀调味，盛出煮好的淡菜竹笋筒骨汤，装碗即可。

玉米胡萝卜鸡肉汤

🍲 材料

鸡肉块350克，玉米块170克，胡萝卜120克，姜片少许，盐、鸡粉各3克，料酒适量

🍚 做法

1. 将洗净的胡萝卜切小块；将鸡肉块余水。

2. 砂锅中注入适量清水烧开，倒入余过水的鸡肉，放入胡萝卜、玉米块，撒入姜片，淋入料酒，拌匀，盖上盖，烧开后用小火煮1小时至食材熟透。

3. 揭盖，放入适量盐、鸡粉，拌匀调味，关火后盛出煮好的鸡肉汤即可。

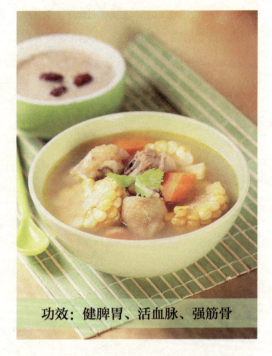

功效：健脾胃、活血脉、强筋骨

板栗龙骨汤

🍋 材料

龙骨块400克，板栗100克，玉米段100克，胡萝卜块100克，姜片7克，料酒10毫升，盐4克

🍲 做法

1. 砂锅中注水烧开，倒入龙骨块，加入料酒、姜片，大火烧片刻，撇去浮沫，倒入玉米段，小火煮1小时。

2. 揭盖，加入板栗，小火续煮15分钟，揭盖，倒入胡萝卜块，续煮15分钟。

3. 揭盖，加入盐，搅拌片刻至盐入味，将煮好的汤盛出，装入碗中即可。

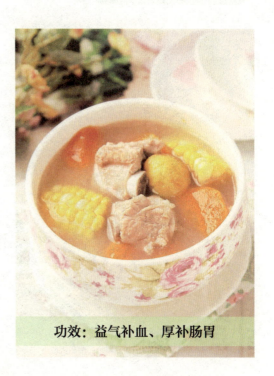

功效：益气补血、厚补肠胃

功效：滋阴壮阳、益精补血

酱香黑豆蒸排骨

🍋 材料

排骨350克，水发黑豆100克，姜末5克，花椒3克，盐2克，豆瓣酱40克，生抽10毫升，食用油适量

🍲 做法

1. 将洗净的排骨装碗，倒入黑豆、豆瓣酱、生抽、盐、花椒、姜末、食用油拌匀，腌渍20分钟至入味。

2. 将腌好的排骨装盘，放入已烧开上汽的电蒸锅，加盖，调好时间旋钮，蒸40分钟至熟软入味。

3. 揭盖，取出蒸好的排骨即可。

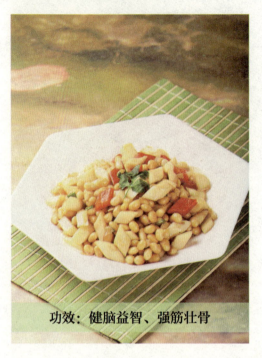

功效：健脑益智、强筋壮骨

茭白烧黄豆

🍲 材料

茭白180克，彩椒45克，水发黄豆200克，蒜末、葱花各少许，盐3克，鸡粉3克，芝麻油2毫升，食用油适量

🍲 做法

1. 将洗净去皮的茭白、彩椒切丁；将茭白、彩椒、黄豆焯水后捞出。
2. 锅中倒油烧热，入蒜末爆香，倒入焯过水的食材炒匀，放鸡粉、盐调味。
3. 加入适量清水，用大火收汁，放入少许芝麻油炒匀，加葱花翻炒均匀，盛出即可。

海带虾仁炒鸡蛋

🍲 材料

海带85克，虾仁75克，鸡蛋3个，葱段少许，盐3克，鸡粉4克，料酒12毫升，生抽4毫升，水淀粉4毫升，食用油各适量

🍲 做法

1. 将洗好的海带切小块，煮半分钟捞出；将虾仁去除虾线，放料酒、盐、鸡粉、水淀粉拌匀，腌渍10分钟。
2. 鸡蛋打散，入油锅翻炒后盛出。
3. 用油起锅，倒入虾仁炒至变色，加入海带炒匀，淋料酒、生抽，加鸡粉、鸡蛋、葱段，继续翻炒至入味即可。

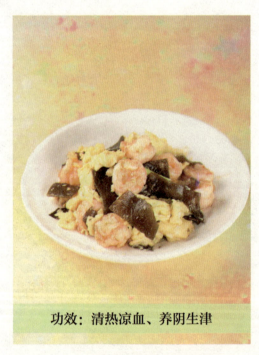

功效：清热凉血、养阴生津

虾仁四季豆

🍳 材料

四季豆200克，虾仁70克，姜片、蒜末、葱白各少许，盐4克，鸡粉3克，料酒4毫升，水淀粉、食用油各适量

🍲 做法

1. 把洗净的四季豆切成段，焯水；将洗好的虾仁去除虾线，放入盐、鸡粉、水淀粉、食用油，腌渍10分钟至入味。
2. 用油起锅，放入姜片、蒜末、葱白，爆香，倒入虾仁拌炒匀，放入四季豆炒匀，淋入料酒炒香，加盐、鸡粉、水淀粉，拌炒均匀即可。

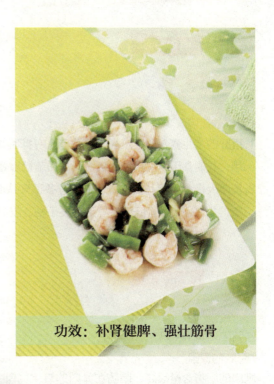

功效：补肾健脾、强壮筋骨

黑芝麻牛奶粥

🍳 材料

熟黑芝麻粉15克，大米500克，牛奶200毫升，白糖5克

🍲 做法

1. 砂锅中注入适量清水，倒入大米，加盖，用大火煮开后转小火续煮30分钟至大米熟软。
2. 揭盖，倒入牛奶，拌匀，加盖，用小火续煮2分钟至入味，倒入黑芝麻粉，拌匀，加入白糖，拌匀，稍煮片刻。
3. 关火后盛出煮好的粥，装碗即可。

功效：清热燥湿、解毒透疹

猪肝 慎食原因

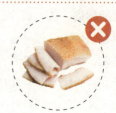

• **忌吃关键词**
维生素A

• **忌吃的原因**

1. 猪肝的维生素A含量较高，维生素A有抑制骨细胞发挥功能、刺激破骨细胞形成的作用，长期食用会引起骨质疏松，骨质疏松患者不宜食用。

2. 长期大量食用猪肝会使维生素A过多积聚从而出现恶心、呕吐、头痛、嗜睡等中毒现象，久之还会损害肝脏，导致毛发干枯、皮疹等，对骨质疏松患者的病情不利。

肥肉 慎食原因

• **忌吃关键词**
高脂肪、肥厚油腻

• **忌吃的原因**

肥肉的脂肪含量很高，脂肪在体内的氧化过程中会产生大量酮体，而过多的酮体会对关节形成刺激作用，增加了骨质疏松患者的消化负担，也阻碍了骨质疏松患者对钙质的吸收，从而加重骨质疏松的病情。

咸菜 慎食原因

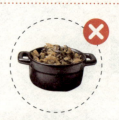

• **忌吃关键词**
高盐

• **忌吃的原因**

1. 咸菜在加工过程中加入了大量的盐，故其中的钠含量很高，可达4.1%以上，摄入过多盐分，会增加钙质的排泄，使钙质流失过多，从而促发或加重骨质疏松。

2. 咸菜中含有大量的盐分，盐中的某些成分会与钙结合生成一种不溶性的物质，从而妨碍机体对钙质的吸收，促发或加重骨质疏松。

可乐 慎食原因

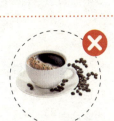

- **忌吃关键词**

磷酸

- **忌吃的原因**

1. 可乐含有大量的磷酸，磷酸会阻碍人体对钙质的吸收，使机体的钙质缺乏，从而促发或加重骨质疏松的病情。

2. 可乐与咖啡一样，也会使骨密度降低，使骨质对钙的亲和力降低，从而使骨质主动摄取钙质减少，引发骨质疏松或加重骨质疏松的病情。

咖啡 慎食原因

- **忌吃关键词**

咖啡因

- **忌吃的原因**

1. 咖啡中含有的咖啡因具有利尿的作用，能够增加尿钙的排泄，降低肠道对钙的吸收，从而使体内的钙相对缺乏，骨质疏松患者饮用后，会加重病情。

2. 大量饮用咖啡还会使骨密度降低，使骨质对钙盐的亲和力降低，从而使骨质主动摄取钙质减少，引发骨质疏松或加重骨质疏松的病情。

白酒 慎食原因

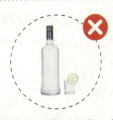

- **忌吃关键词**

酒精、酸性食物

- **忌吃的原因**

1. 白酒的酒精浓度很高，酒精可以与人体内的某些物质发生化学反应，从而产生一种可以抑制骨细胞功能的物质，导致骨质疏松或加重骨质疏松症的病情。

2. 白酒属于酸性食物，为了维持体液的酸碱平衡，人体会自动地利用骨骼中的钙质来中和摄入的酸性物质，所以饮用白酒，相当于间接消耗了钙质，从而引发骨质疏松或加重骨质疏松的病情。

肩周炎

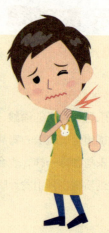

肩关节周围炎简称肩周炎，俗称称"漏肩风""冻结肩，多由软组织的退行性病变、长期过度活动、持续不正确的姿势、外伤因素或者其他引起肩部肌肉的痉挛、缺血、萎缩的疾病等因素引起。本病早期肩关节呈阵发性疼痛，常因天气变化及劳累而发作，以后逐渐发展为持续性疼痛，逐渐加重，且昼轻夜重，夜不能寐，不能向患侧侧卧，肩关节活动受限。肩部受到牵拉时会剧烈疼痛。

中医分型

①寒湿型：散寒去湿、祛风通络。

症状：肩部疼痛剧烈、感到寒冷，得暖稍减，有麻木感、沉重感，活动障碍，不能完成手臂向上举或向后的动作，沿手臂产生放射性疼痛，疼痛剧烈者面色苍白，舌质淡胖、苔白腻，脉浮滑。

宜：附子、肉桂、白芷、独活、五加皮、防风、羌活、羊肉、木瓜、鳝鱼、韭菜、生姜、辣椒、胡椒。

忌：寒凉生冷食物。

②肝肾亏虚型：补益肝肾、强健筋骨。

症状：肩部隐隐作痛，晚间加剧，白天可稍微缓解，肩部肌肉较硬、持续疼痛，伴腰膝酸软，头晕耳鸣等症。

宜：杜仲、枸杞、锁阳、茯苓、熟地、牛膝、鳝鱼、鳗鱼、蛇肉、核桃、黑米等。

忌：寒性生冷食物。

③血瘀型：活血化瘀、宣痹止痛。

症状：肩部有剧烈的刺痛，并伴有每天午后定时发热，肩关节活动受限制，不能完成手臂上举、后仰的动作，且持续时间较长，肩关节后面肌肉僵硬。

⟮宜⟯：当归、桑枝、路路通、丹参、桑叶、菊花、细辛、螃蟹、蛇肉、桂皮、生姜、慈姑、山楂。

⟮忌⟯：寒凉生冷食物。

饮食注意

√ 饮食以清淡、易消化为宜，少食寒凉生冷食物，肩部怕冷者可在菜肴中放入少许生姜、花椒、茴香等调味料，这些都有散寒祛湿的作用。

√ 要加强营养，补充足够的钙质，因为营养不良可导致体质虚弱，而体质虚弱可能加重肩周炎。

√ 寒湿型肩周炎患者，可多食温补散寒的食物，如羊肉、生姜、胡椒、花椒等。

生活保健

√ 受凉是肩周炎的常见诱发因素，因此要注意防寒保暖，尤其是肩部，一旦受凉，应及时就诊治疗。

√ 要加强功能锻炼，特别是肩关节肌肉的锻炼。

√ 经常伏案、双肩经常处于外展姿态工作的人，要注意纠正不良姿势，

√ 除积极治疗患侧肩周外，还应对健侧进行预防。

√ 对肩周炎的治疗，服用止痛药物只能治标，暂时缓解症状，停药后多数会复发，患者应坚持功能锻炼，预后相当不错。

× 忌长时间操作电脑，如果你的工作离不开电脑，最好做到每小时休息5~10分钟，活动一下颈肩部和手腕。

× 不要让手臂悬空，有条件的话，使用手臂支撑架，可以放松肩膀的肌肉。

× 治疗期间，忌提重物，可适量做一些肩部运动。

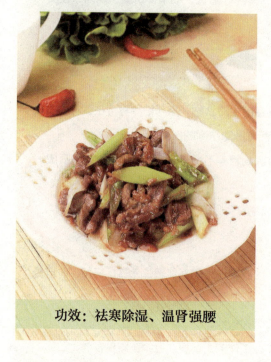

功效：祛寒除湿、温肾强腰

酱炮大葱羊肉

🍅 材料

羊肉片130克，大葱段70克，黄豆酱30克，盐、鸡粉、胡椒粉各1克，生抽、料酒、水淀粉各5毫升，食用油适量

🍲 做法

1. 将羊肉片放入碗中，加入盐、料酒、胡椒粉、水淀粉、食用油，搅拌均匀，腌渍10分钟至入味。

2. 热锅注油，倒入腌好的羊肉，炒约1分钟至转色，倒入黄豆酱，放入大葱，翻炒出香味，加入鸡粉、生抽，大火翻炒1分钟至入味即可。

葱白炖姜汤

🍅 材料

姜片10克，葱白20克，红糖少许

🍲 做法

1. 砂锅中注入适量清水烧热，倒入备好的姜片、葱白，拌匀。

2. 盖上盖，烧开后用小火煮20分钟至熟。

3. 揭开盖，放入红糖，搅拌匀，关火后盛出煮好的姜汤即可。

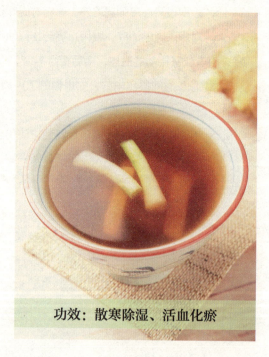

功效：散寒除湿、活血化瘀

花生炖羊肉

🍲 材料

羊肉400克，花生仁150克，葱段、姜片各少许，生抽、料酒各10毫升，盐、鸡粉、胡椒粉各3克，食用油适量

🍲 做法

1. 将洗净的羊肉切块，汆水后待用。
2. 热锅注油烧热，放姜片、葱段爆香，放入羊肉炒香，加入料酒、生抽、清水，倒入花生仁，撒上盐，加盖，大火煮开后转小火炖30分钟，揭盖，加入鸡粉、胡椒粉，充分拌匀入味。
3. 关火后将炖好的羊肉盛入盘中即可。

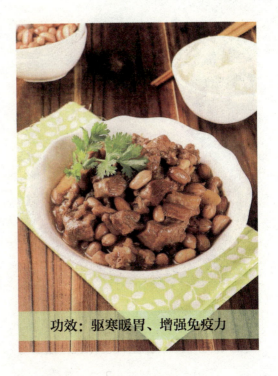

功效：驱寒暖胃、增强免疫力

功效：补肾益气、补血润燥

枸杞海参汤

🍲 材料

海参300克，香菇15克，枸杞10克，姜片、葱花各少许，盐2克，鸡粉2克，料酒5毫升

🍲 做法

1. 砂锅中注入适量的清水大火烧热，放入海参、香菇、枸杞、姜片，淋入少许的料酒，搅拌片刻，盖上锅盖，煮开后转小火煮1小时至熟透。
2. 掀开锅盖，加入少许盐、鸡粉，搅拌匀煮开，使食材入味，关火，将煮好的汤盛出装入碗中，撒上葱花即可。

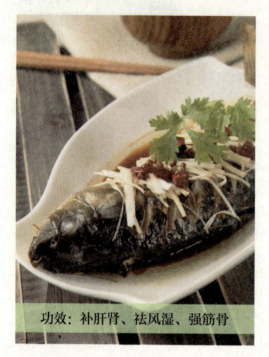

功效：补肝肾、祛风湿、强筋骨

椒香鲤鱼

🍅 材料

鲤鱼350克，花椒3克，姜片4克，葱丝10克，干辣椒10克，八角适量，盐2克，蒸鱼豉油、食用油各适量

🍲 做法

1. 将处理好的鲤鱼两面划上一字花刀，入油锅煎出香味，放入花椒、八角、姜片、干辣椒，炒香。
2. 注入适量清水，拌匀煮沸，加入盐搅拌，用大火焖5分钟至入味，揭开盖，将鲤鱼盛出装盘，撒上葱丝，浇上蒸鱼豉油，浇上热油即可。

锁阳韭菜羊肉粥

🍅 材料

锁阳10克，韭菜90克，羊肉100克，大米150克，盐3克，鸡粉3克，料酒5毫升，食用油适量

🍲 做法

1. 将韭菜切成段；羊肉切碎，放盐、鸡粉、料酒、食用油腌渍15分钟。
2. 锅中注水烧开，放入锁阳，用小火煮15分钟，将药材捞出，倒入大米，用小火煮30分钟至大米熟透。
3. 揭开盖，倒入羊肉煮沸，放入盐、鸡粉调味，倒入韭菜煮至熟软即可。

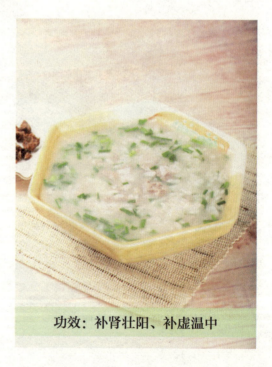

功效：补肾壮阳、补虚温中

人参甲鱼汤

🥟 材料

甲鱼块350克，人参15克，核桃仁10克，山药8克，五味子、陈皮、杏仁、姜片各少许，盐2克，鸡粉2克，料酒9毫升

🍜 做法

1. 锅中注水烧开，倒入甲鱼块，淋入料酒拌匀，去除腥味，捞出待用。
2. 砂锅中注水烧开，放入备好的人参、山药、五味子、陈皮、杏仁、核桃仁、姜片，放入甲鱼块，淋入料酒，盖上盖用小火煮60分钟。
3. 揭开盖，加入少许盐、鸡粉，拌匀调味，关火后盛出煮好的甲鱼汤即可。

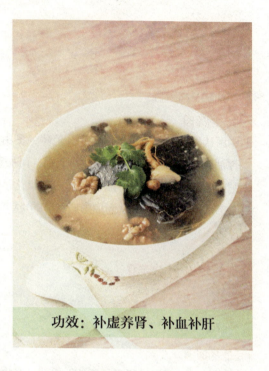

功效：补虚养肾、补血补肝

杜仲舒肩茶

🥟 材料

杜仲12克，肉桂9克，铁观音6克

🍜 做法

1. 取杜仲、肉桂，加水适量，煎煮15分钟，过滤取汁。
2. 取药汁冲泡铁观音饮用即可。

功效：活血化瘀、舒肩止痛

肥肉　慎食原因

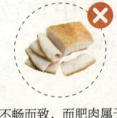

● **忌吃关键词**

肥厚油腻、高脂肪

● **忌吃的原因**

1. 中医认为，肩周炎属于"痹症"范畴，多由于体内气血痹阻不畅而致，而肥肉属于肥厚油腻之品，可助湿生痰，湿乃阴邪，可加重气血痹阻，从而加重肩周炎的病情。

2. 肥肉的脂肪含量很高，脂肪在体内的氧化过程中会产生大量酮体，而过多的酮体会对关节形成刺激作用，从而加重肩周炎的炎症病情。

鹅肉　慎食原因

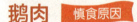

● **忌吃关键词**

甘润肥腻、发物

● **忌吃的原因**

1. 中医认为，肩周炎属于"痹症"范畴，多由于体内气血痹阻不畅而致，而鹅肉甘润肥腻，可助湿生痰，湿乃阴邪，可加重气血痹阻，从而加重肩周炎的病情。

2. 关于鹅的食用禁忌，《本草纲目》中早有记载："鹅，气味俱厚，发风发疮，莫此为甚。"而《饮食须知》中也提出："鹅卵性温，多食鹅卵发痼疾。"由此可见，鹅肉、鹅蛋均为大发食物，肩周炎患者食用可加重其炎症及关节疼痛症状。

油条　慎食原因

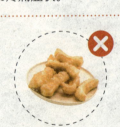

● **忌吃关键词**

高脂肪、铝

● **忌吃的原因**

1. 油条经高温油炸而成，其中的脂肪含量很高，脂肪在体内的氧化过程中会产生大量酮体，而过多的酮体会对关节形成刺激作用，从而加重肩周炎的炎症病情。

2. 油条中含有铝，铝是一种非必需的微量元素，它是多种酶的抑制剂，可抑制脑内酶的活性，影响人的精神状态，对肩周炎患者的病情不利。

柿子 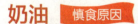 慎食原因

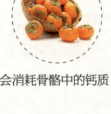

● 忌吃关键词

高糖、性寒

● 忌吃的原因

1. 柿子的含糖量很高，每100克含糖可高达26克，大量摄入糖分会消耗骨骼中的钙质，从而引起钙质的大量流失，加重肩周炎患者的病情。

2. 柿子性寒，而肩周炎多是因为受了外界风、寒、湿的三种邪气，居住环境或工作环境潮湿，邪气长久滞留在肩部的关节内等所致，再食用柿子等寒凉食物，无疑会加重病情。

奶油 慎食原因

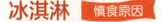

● 忌吃关键词

肥厚油腻、高脂肪

● 忌吃的原因

1. 中医认为，肩周炎属于"痹症"范畴，多由于体内气血痹阻不畅而致，而奶油属于肥厚油腻之品，可助湿生痰，湿乃阴邪，可加重气血痹阻，从而加重肩周炎的病情。

2. 奶油的脂肪含量极高，可达97%，脂肪在体内的氧化过程中会产生大量酮体，而过多的酮体会对关节形成刺激作用，从而加重肩周炎的炎症病情。

冰淇淋 慎食原因

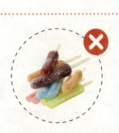

● 忌吃关键词

高糖、寒凉之物

● 忌吃的原因

1. 冰淇淋的含糖量较高，一般的冰淇淋每100克中含糖17.3克，大量摄入糖分会消耗骨骼中的钙质，从而引起钙质的大量流失，加重肩周炎患者的病情。

2. 冰淇淋属于寒凉之物，而肩周炎多是因为受了外界风、寒、湿的三种邪气，居住环境或工作环境潮湿，邪气长久滞留在肩部的关节内等所致，再食用冰淇淋等寒凉食物，无疑会加重病情。

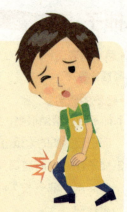

风湿性关节炎

FENG SHI XING GUAN JIE YAN

风湿性关节炎常常发生于膝、踝、肩、肘腕等大关节，在病变的局部会出现"红、肿、热、痛"的炎症表现，部分病人可仅有疼痛。这种炎症表现不是一定的，它可由一个关节转移至另一个关节，也可以几个关节同时发病；这种炎症表现持续时间不长，于2~4周后即可消退，但是会反复发作。

中医分型

①外感风邪型（行痹）：祛风通络、散寒除湿。

症状：肢体关节酸痛，游走不定，关节屈伸不利，或见恶寒发热，舌苔薄白，脉浮或浮缓。

宜：独活、防风、川芎、白芷、牛膝、狗脊、羌活、葛根、附子、桂枝、鳝鱼、水蛇肉、薏米、樱桃等。

忌：寒凉生冷食物。

②寒邪外侵型（痛痹）：散寒通络，祛风除湿。

症状：肢体关节疼痛剧烈，固定不移，得热则减，遇寒加重，关节不可屈伸，局部皮色不红，触之不热，舌苔薄白，脉弦紧。

宜：乌头、独活、细辛、干姜、附子、羌活、牛膝、羊肉、狗肉、生姜、洋葱、花椒、胡椒等。

忌：寒凉生冷食物。

③湿邪浸渍型（着痹）：除湿通络，祛风散寒。

症状：肢体关节沉重、麻木、酸痛，或有肿胀，痛有定处，手足沉重，活动不便，舌质淡、苔白腻，脉濡缓。

宜：五加皮、当归、川芎、桂枝、羌活、独活、防风、白术、川乌、鳗鱼、鳝鱼、泥鳅、薏米、生姜、樱桃等。

忌：寒凉生冷食物。

④风湿热痹型：清热凉血、祛风除湿。

症状：关节疼痛、局部灼热红肿、得冷稍舒，痛不可触，可病及一个或多个关节，多兼有发热、恶风、口渴、烦闷不安等症状。

宜：桑枝、知母、石膏、甘草、桂枝、土茯苓、水蛇肉、鳝鱼、田螺、薏仁、冬瓜、绿豆、赤小豆等。

忌：辛辣刺激性食物。

⑤痰瘀痹阻型：化痰行瘀、宣痹通络。

症状：痹症日久，肌肉关节刺痛，固定不移，或关节肌肤紫暗，或关节僵硬变形，有硬结、瘀斑，或胸闷痰多，舌质紫暗或有瘀斑，舌苔白腻，脉弦涩。

宜：川芎、桑枝、桂枝、白芍、陈皮、半夏、白芥子、鳝鱼、杏仁、扁豆、木耳、樱桃等。

忌：寒凉生冷食物。

⑥肝肾两虚型：补益肝肾、舒筋止痛。

症状：痹症日久不愈，关节屈伸不利，肌肉瘦削，腰膝酸软，或畏寒肢冷，骨蒸劳热，舌质淡红、苔薄白或少津，脉沉细弱或细数。

宜：桑寄生、肉苁蓉、牛膝、鹿茸、熟地黄、菟丝子、五味子、田螺、木瓜、鳗鱼、樱桃等。

忌：辛辣刺激性食物。

饮食注意

√患者可少量饮酒，有祛风、活血以及疏通经络的作用。

×在关节炎的急性发作期，关节红肿热痛时，不宜进食辛辣刺激性食物，久病脾虚者不宜进食生冷寒凉性食物。一旦病情稳定，忌口可放宽。

生活保健

√要避免受寒、淋雨和受潮，关节处要注意保暖，不穿湿衣、湿鞋、湿袜等。

√注意预防感染和控制体内的感染病灶。

√适当参加体育运动，加强锻炼，增强身体素质。

√注意保证充足的睡眠，保持情绪乐观，对疾病的治疗有积极作用。

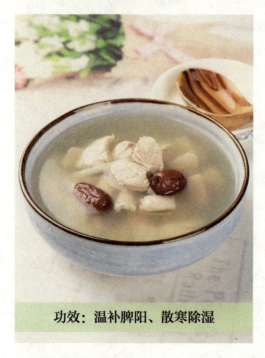

功效：温补脾阳、散寒除湿

鸡内金羊肉汤

🥣 材料

羊肉320克，红枣25克，鸡内金30克，姜片、葱段各少许，盐2克，鸡粉1克，料酒适量

🍚 做法

1. 将洗净的羊肉切丁，余水后捞出。
2. 锅中注水烧热，倒入鸡内金、姜片、葱段、红枣，盖上盖，煮开后用小火煮15分钟，倒入羊肉，淋入料酒，煮开后用小火续煮1小时，加盐、鸡粉，拌匀，用中小火煮10分钟。
3. 关火后盛出煮好的汤料即可。

菱角薏米汤

🥣 材料

水发薏米130克，菱角肉100克，白糖3克

🍚 做法

1. 砂锅中注入适量清水烧热，倒入备好的薏米，盖好盖，大火烧开后改小火煮约35分钟，至米粒变软。
2. 揭盖，搅拌几下，再倒入洗净的菱角肉，转中火，加入少许白糖，搅拌匀，煮约3分钟，至糖分溶化。
3. 关火后盛出煮好的薏米汤，装在碗中即可。

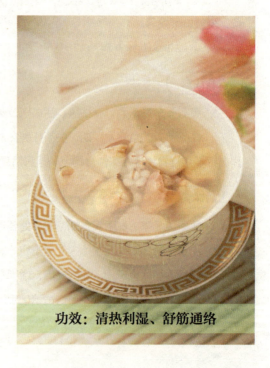

功效：清热利湿、舒筋通络

苹果樱桃汁

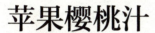

材料

苹果130克，樱桃75克

做法

1. 将洗净去皮的苹果切开，去核，把果肉切小块；将洗好的樱桃去蒂，切开，去核，备用。

2. 取榨汁机，选择搅拌刀座组合，倒入备好的苹果、樱桃，注入少许矿泉水，盖好盖子，榨取果汁。

3. 断电后揭开盖，倒出果汁，装入杯中即可。

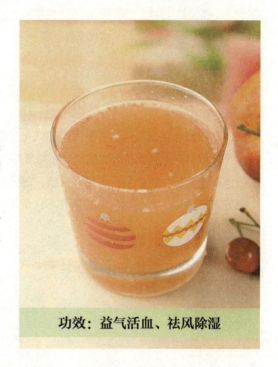

功效：益气活血、祛风除湿

扁豆薏米冬瓜粥

材料

水发大米200克，水发白扁豆80克，水发薏米100克，冬瓜50克，葱花少许，盐2克，鸡粉3克

做法

1. 将洗净去皮的冬瓜切成小块。

2. 砂锅中注水，倒入备好的扁豆、薏米、大米，盖上盖，用大火煮开后转小火煮1小时至食材熟透，揭盖，放入冬瓜，盖上盖，续煮15分钟。

3. 放盐、鸡粉，拌匀调味，关火后盛出煮好的粥，撒上葱花即可。

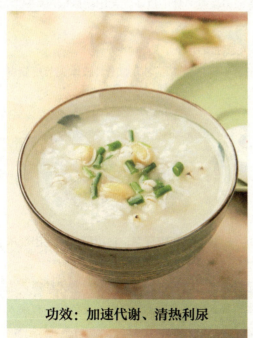

功效：加速代谢、清热利尿

肥肉 忌食原因

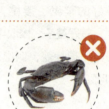

● **忌吃关键词**

高脂肪、肥厚油腻

● **忌吃的原因**

1. 肥肉的脂肪含量很高，脂肪在体内的氧化过程中会产生大量酮体，而过多的酮体会对关节形成刺激作用，从而加重风湿性关节炎的炎症病情。

2. 肥肉属于肥厚油腻之品，可助湿生痰，湿乃阴邪，可加重气血痹阻，风湿性关节炎尤其是湿邪浸渍、风湿热痹型的患者不宜食用，否则可加重其肢体关节沉重、麻木、酸痛等症状。

螃蟹 忌食原因

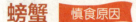

● **忌吃关键词**

高嘌呤、发物、性寒

● **忌吃的原因**

1. 螃蟹属于高嘌呤食物，每100克中含嘌呤81.6毫克，食用过多就会出现尿酸沉积的问题，从而诱发关节炎等。

2. 螃蟹为海鲜发物，食用可导致风湿性关节炎急性发作。

3. 螃蟹性寒，寒邪外侵型的风湿性关节炎患者不宜食用，否则可加重其肢体关节疼痛剧烈的症状。

虾 忌食原因

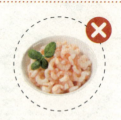

● **忌吃关键词**

高嘌呤、发物

● **忌吃的原因**

1. 虾和螃蟹一样，属于高嘌呤食物，每100克中含嘌呤137.7毫克，食用过多就会出现尿酸沉积的问题，从而诱发关节炎等病症。

2. 虾为海鲜发物，关于虾的食用禁忌，《随息居饮食谱》有记载："虾，发风动疾，生食尤甚，病人忌之。"而《饮食须知》中也提到："多食动风助火，发疮疾。有病人及患冷积者勿食。"故风湿性关节炎患者不宜食用。